Lupus Eritematoso Sistémico Las preguntas más frecuentes

Dr. Lucio Ventura Ríos

REUMATOLOGIA COLEGIO MEXICANO

EDITORIAL PRADO

Lupus Eritematoso Sistémico
Las Preguntas más Frecuentes

Dr. Lucio Ventura Ríos

ISBN 978-607-7566-16-8
Editorial Prado, S.A. de C.V.
Dr. Jiménez 248
Col. Doctores
México D.F. 06720
Tel./Fax 19-99-80-83
19-99-80-85

Sitio Web: www.editorialprado.com.mx

Portada: D.G. Irán Zarza Martínez
Revisión: Dionisio Damiani López
Formación: Javier Souan Terrón

Impreso en México
Printed in Mexico

Agradeceremos sus sugerencias, observaciones y comentarios a:
rpradoj@yahoo.com.mx
Tel./Fax: (55) 19-99-80-83
En atención a:
Sr. Dionisio Damiani López

Editor

Dr. Lucio Ventura Ríos
Reumatólogo Adscrito al Hospital Central Sur
de Alta Especialidad PEMEX, México, D.F.

Prólogo

Las preguntas más frecuentes sobre lupus eritematoso sistémico o generalizado surgen de la necesidad de informar a nuestros pacientes acerca de la enfermedad que les aqueja. El lupus eritematoso es una enfermedad crónica de causa desconocida que afecta principalmente a las mujeres jóvenes. Es una enfermedad que puede causar un impacto en quien la padece y en los familiares o personas que rodean al paciente porque tienen muchos mitos que intentamos modificar al proporcionar la información médica sólida basada en la literatura. Es una enfermedad que puede localizarse sólo en la piel o bien afectar varios órganos. Las manifestaciones clínicas son variables y el grado de severidad también. Lo importante es destacar que ha habido un avance en la detección y tratamiento de esta enfermedad, lo que ha permitido reducir las complicaciones y la mortalidad que se observaba hace algunas décadas.

Es por ello que un grupo de reumatólogos, consideramos conveniente generar información que le pueda ser útil a los pacientes para entender su enfermedad y mejorar su calidad de vida, porque estamos convencidos que en la medida que el paciente y sus familiares conozcan la repercusión de la enfermedad estarán en condiciones de saber afrontarla.

Esta obra no habría sido posible sin el apoyo del Colegio Mexicano de Reumatología, que no sólo se preocupa por agrupar a los reumatólogos y fomentar que estén capacitados para atender las enfermedades reumáticas, sino también en ofrecer información a los pacientes que son nuestra razón de ser.

Agradezco el apoyo de cada uno de los especialistas participantes, quienes en forma entusiasta colaboraron en la realización del libro.

Dr. Lucio Ventura Ríos
Editor

Colaboradores

Dra. Leonor Adriana Barile Fabris
Reumatóloga. Hospital de Especialidades Centro Médico Nacional Siglo XXI, IMSS.
México D.F.

Dra. Ana Guislaine Bernard Medina
Reumatóloga. Hospital General de Guadalajara
Guadalajara, Jalisco. México.

Dr. Roman Cardona Cabrera
Reumatólogo.
Querétaro, Querétaro. México.

Dra. Sandra Carrillo Vazquez
Reumátologa. Hospital 1 de Octubre ISSSTE.
México D.F.

Dra. María del Pilar Cruz Domínguez
Medicina Interna

Dra. Blanca De Garay
Psiquiatra. Hospital Central Sur de Alta Especialidad PEMEX
México D.F.

Dra. Yeremi Díaz González
Reumatóloga. Hospital General de Zona No. 32, IMSS.
México D.F.

M. en C. Vanesa Fuchs Tarlovsky
Hospital General de México
México D.F.

Dr. Federico Galván Villegas
Reumatólogo. Práctica privada
Guadalajara, Jalisco. México.

Dr. Jorge Iván Gámez Nava
Reumatólogo. Centro Médico de Occidente
Guadalajara, Jalisco. México.

Dra. Laura González López
Reumatóloga. Hospital Regional IMSS.

Lic. en Nutrición Gabriela Gutiérrez Salmean
Hospital General de México
México D. F.

Dra. Leticia Lino Pérez
Reumatóloga. Hospital General de México
México, D.F.

Dr. Carlos Macías Ojeda
Reumatólogo. Práctica privada
México D.F.

Dr. Gabriel Medrano Ramírez
Reumatólogo. Hospital General de México
México, D.F.

Dra. Iliana Gabriela Olguín Dorador
Reumatóloga. ISSSTEP
Puebla, Puebla. México.

Dr. Mauricio Orrantia Vértiz
Reumatólogo. Hospital de Especialidades Centro Médico Nacional Siglo XXI, IMSS.
México. D.F.

Dr. Enrique Ortiz Jiménez
Reumatólogo. Hospital General, IMSS.
Durango, Durango. México.

Dra. Aleni Paz Vizcarra
Reumatóloga. Práctica privada
México D.F.

Dra. María Azucena Ramos Sánchez
Reumatóloga. Hospital de Especialidades No. 25
Monterrey, Nuevo León. México.

Terapista física Ilian Antolina Rojas Vargas
Hospital Central Sur de Alta Especialidad PEMEX
México D. F.

Dra. Alejandra Rosete Reyes
Reumatóloga. Hospital Angeles del Pedregal
México D. F.

Dra. Nadina Rubio Pérez
Reumatóloga pediatra.
Hospital Universitario de Monterrey
Monterrey, Nuevo León. México.

Dr. Miguel Angel Saavedra Salinas
Reumatólogo. Hospital de Especialidades Centro Médico Nacional "La Raza", IMSS.
México. D.F.

Dra. María Elena Soto López
Reumatóloga. Instituto Nacional de Cardiología
México, D.F.

Lic. en Comunicación Mariana Vargas
Estado de México.

Dra. Olga Vera Lastra
Reumatóloga. Hospital de Especialidades Centro Médico Nacional "La Raza", IMSS.
México D.F.

Mensaje Editorial

El Colegio Mexicano de Reumatología que agrupa y dirige a todos los reumatólogos certificados del país, se ha preocupado continuamente por la mejor y mayor difusión del conocimiento de la reumatología y ha enfocado sus esfuerzos a tratar de mejorar la preparación y los conocimiento en la materia de los médicos de primer contacto o médicos generales, a través de cursos que se organizan a todo lo ancho y largo de país por reumatólogos locales o con el apoyo del Colegio Mexicano de Reumatología vía un programa de capacitación continua del médico general que se denomina PROMEDICA.

Los resultados han sido buenos pero no estamos satisfechos, por lo que continuamos con esquemas novedosos, acercándonos a las diferentes sociedades y Colegios de médicos generales para contribuir a su capacitación médica continua.

Sin embargo nos hemos olvidado del actor más importante, el paciente, al cual también debemos educar y capacitar para que comprenda mejor su enfermedad y pueda colaborar con su médico tratante para lograr mejores resultados.

Este libro está orientado a informar de una manera simple, pero detallada de lo que es el Lupus Eritematoso Sistémico, sus factores predisponentes, sus principales manifestaciones clínicas contestando la mayoría de las preguntas que los (as) pacientes se hacen con respecto a la enfermedad y al tratamiento y pronóstico.

Al consultar este libro, los (as) pacientes con Lupus y también sus familiares, podrán encontrar respuesta a muchas de sus preguntas y seguramente también generará más dudas y preguntas que podrán hacer a sus médicos tratantes para que juntos tomen las mejores decisiones de tratamiento.

Agradezco en forma especial el esfuerzo del Dr. Lucio Ventura para lograr la realización de este libro con la colaboración de un grupo de compañeros reumatólogos comprometidos con la sociedad y en particular con los pacientes con enfermedades reumáticas, para mejorar el conocimiento de estas por parte de los pacientes, lo que seguramente condicionará un mejor apego al tratamiento y por ende un mejor pronóstico para las personas que padecen esta enfermedad por demás compleja.

Espero que disfruten este libro y lo difundan además con otros pacientes y familiares de pacientes con lupus eritematoso sistémico para que con creces se logren los objetivos del mismo.

Dr. Federico Galván Villegas
Presidente del Colegio Mexicano de Reumatología

Contenido

¿Qué es el LES
y
cuál es la causa?

¿Qué es el lupus? y causas de lupus

El lupus eritematoso sistémico (LES) es una enfermedad autoinmune, es decir que el sistema inmunológico del cuerpo ataca a sus propias células y tejidos sanos.

¿Qué es el sistema inmunológico?

La función del sistema inmunológico es mantener a sustancias dañinas o bien a microorganismos infecciosos como bacterias, virus y hongos, fuera del cuerpo y destruir cualquier microorganismo infeccioso que logre invadirlo. Este sistema está formado por una red compleja de células y órganos que protegen al cuerpo de las infecciones.

Normalmente, el sistema inmunológico protege al cuerpo de sustancias dañinas y extrañas, pero en los pacientes con una enfermedad autoinmune, el sistema inmune no puede establecer la diferencia entre lo propio y lo extraño. El resultado es una respuesta inmune aumentada que ataca a las células y tejidos, esto lleva a una inflamación crónica (prolongada).

Cuando el sistema inmunológico no funciona correctamente, puede originar varias enfermedades.

Las alergias y la hipersensibilidad a determinadas sustancias se consideran trastornos del sistema inmunológico. En relación a las enfermedades reumatológicas lupus eritematoso sistemico, artritis reumatoide, esclerodermia, entre otras son ejemplos de enfermedades autoinmunes.

En gran medida se puede entender que el lupus es una enfermedad con una excesiva producción de anticuerpos (defensas) dirigidos contra componentes (antígenos) de nuestras propias células, a los cuales normalmente nuestro sistema inmunológico debería reconocer como propios (tolerancia inmunológica).

Para explicarlo más detalladamente, los anticuerpos son proteínas llamadas inmunoglobulinas las cuales son producidas por células llamadas linfocitos B. Los anticuerpos están alertas siempre y circulando en la sangre. El propósito de estos anticuerpos es detectar microorganismos o sustancias extrañas, reconociendo algunos de sus fragmentos a los que se han llamado antígenos y en seguida envían señales a otras células capaces de destruir a ese invasor o sustancia extraña y a las células en donde se ha introducido. Los antígenos están sobre la superficie de virus, bacterias, tejidos y órganos trasplantados, o de glóbulos rojos transfundidos.

Cuando los antígenos están presentes dentro de las células no pueden ser fácilmente reconocidos, hasta que algunos fragmentos de esos antígenos son tomados desde el interior y transportados para ser mostrados sobre la superficie celular por un grupo de moléculas, llamados complejo mayor de histocompatibilidad clase I (HLA). Si son reconocidos como extraños por unas células llamadas linfocitos T citotóxicos (CD8+) activados, éstos comenzarán a secretar varias sustancias que causarán muerte de la célula.

Un autoantígeno se refiere a una proteína o complejo de proteínas normal y propio (algunas veces ADN o ARN) que debe ser reconocido por el sistema inmune. Para prevenir que las células citotóxicas destruyan células normales que presenten proteínas propias del organismo (autoantígenos), estos linfocitos T autorreactivos normalmente son eliminados del repertorio como resultado de la tolerancia inmunológica, pero este evento se encuentra deteriorado en el lupus eritematoso sistémico.

La pérdida de tolerancia inmunológica ocasiona alteraciones tales como el incremento en la cantidad de antígenos reconocibles, el exceso de células T ayudadoras, defectuosa supresión de células B productoras de anticuerpos y el cambio del tipo normal de respuesta de las células T ayudadoras hacia un segundo tipo de respuesta de los linfocitos B que los hace hiperreactivos y los induce a la producción anormal de anticuerpos.

Los anticuerpos y sus antígenos formados en un lugar distante o bien en un órgano especial (riñón, cerebro, médula de hueso, etc.), finalmente se depositan en las membranas de las células y causan daño, primero por fijación del complemento (amplificador de la respuesta inmune) y después por reclutamiento y activación de sustancias que aumentan la inflamación. Si este fenómeno se prolonga por mucho tiempo (semanas o meses) el órgano afectado puede dañarse gravemente o incluso dejar de funcionar.

Defectos en los mecanismos reguladores de la respuesta inmune tales como la eliminación de células programadas para morir y de antígenos unidos a sus respectivos anticuerpos también contribuyen al desarrollo de LES.

Factores de riesgo

En el lupus se han identificado varios factores que pueden influir en el sistema inmunológico y provocarlo. Se sabe que la susceptibilidad al LES es debida a una compleja interacción entre múltiples genes y factores ambientales. Se han supuesto varias hipótesis, entre ellas la genética, hormonal y la ambiental.

Genética

La predisposición genética es un factor importante para el desarrollo del LES. Se han identificado alteraciones en los genes localizados en el cromosoma 6. Estos genes pueden producirse aleatoriamente (al azar) o ser el resultado de una herencia.

Hochberg estudió la ocurrencia de LES entre familiares de primer grado en 77 paciente con LES. El 10% de los pacientes con LES tenían antecedentes de uno o más familiares con LES en comparación con 1.3 de los controles.

Los estudios en gemelos han demostrado una mayor concordancia entre los monocigotos (idénticos) que en los dicigotos (no idénticos) lo que da un soporte al antecedente genético. Se ha observado una concordancia de monocigotos de hasta el 58%, lo que sugiere una fuerte evidencia de contribución genética en el LES.

En las enfermedades autoinmunes es frecuente que más de un miembro en la familia padezca este tipo de enfermedades por ejemplo: lupus, artritis reumatoide, etc.

En el LES se ha observado que múltiples genes contribuyen a la susceptibilidad de esta enfermedad. Esta susceptibilidad es favorecida por el género femenino, las hormonas, algunos medicamentos y posiblemente algunos factores ambientales, tales como la exposición a algunos agentes infecciosos.

Hormonas

El género femenino es uno de los factores de riesgo más fuertes para el desarrollo de LES. Se ha demostrado con relación al sexo y la edad de inicio, que aumenta con la pubertad con una relación de 2:1 a 6:1 y en la edad adulta joven con un pico de 8:1 que posteriormente disminuye durante la menopausia. Estudios en modelos animales consideran que las hormonas tienen un papel importante en la modulación de la producción de autoanticuerpos, la presencia de daño renal y mortalidad. Varios autores han informado trastornos en el metabolismo de los estrógenos y andrógenos en hombres y mujeres con LES. En esta enfermedad se metabolizan los andrógenos con mayor rapidez que en los individuos normales y el metabolismo de los estrógenos es más lento (RN). En mujeres con LES se ha observado exacerbación de la enfermedad durante el embarazo en que existe altas concentraciones de estrógenos, durante la menstruación y también se ha observado que los anticonceptivos pueden acelerar su aparición en mujeres genéticamente predispuestas.

En hombres y mujeres con LES, sobre todo durante la etapa de actividad, se ha encontrado un metabolismo anormal de los estrógenos con un incremento de la 16-a hidroxiestrona, un producto altamente feminizante.

El metabolismo de las hormonas es anormal en algunos pacientes con LES. Hombre y mujeres con la enfermedad metabolizan los andrógenos con mayor rapidez que los individuos normales y el metabolismo de los estrógenos es más lento. Modelos experimentales con ratones han demostrado que los estrógenos aceleran la enfermedad y los andrógenos inducen mejoría.

La prolactina es una hormona producida por la glándula pituitaria anterior que estimula el crecimiento y diferenciación del tejido mamario, además es producida por otros sitios extrapituitarios incluyendo células del sistema inmune. En los pacientes con lupus se ha observado aumento de los niveles de prolactina entre un 20 a 30% y se asocia a actividad de la enfermedad.

Causas ambientales

Estos factores ambientales pueden desencadenar el inicio de la enfermedad, y pueden agravar el lupus ya existente. Los principales factores ambientales son:

Radiaciones: luz ultravioleta

La exposición a la luz solar es un factor ambiental en la inducción y exacerbación del lupus. Las lesiones cutáneas en pacientes con lupus se presentan en las zonas expuestas al sol. Una de las manifestaciones del LES es la fotosensibilidad a los rayos ultravioletas (irritación de la piel ante la exposición al sol). La exposición a luz ultravioleta artificial también se ha asociado a exacerbación del lupus, esto se ha demostrado en estudios con animales como en humanos. La radiación ultravioleta (UV)-A puede inducir la formación de anticuerpos antinucleares en ratones e incrementa la susceptibilidad del daño del ácido desoxirribonucleico (ADN) en ratones. La radiación UV del ADN puede transformar esta molécula y convertirla en inmunógena. Los ratones inmunizados con estas sustancias de ADN radiadas con luz UV conducen a la formación de niveles elevados de anticuerpos. Tanto la luz utravioleta A y B pueden exacerbar la enfermedad. La fotosensibilidad a la luz fluorescente también se ha informado en los pacientes con lupus, la luz fluorescente tiene la capacidad de activar ciertas sustancias de la piel que son potentes mediadores de la respuesta inmune.

Medicamentos

Lupus inducido por medicamentos (*lupus like*). Es un estado reversible que normalmente se produce en pacientes que han sido tratados de una enfermedad a largo plazo. El lupus inducido por drogas imita al lupus sistémico. Generalmente, una vez que el paciente ha dejado la medicación que desencadenó el episodio, no se repiten ni signos ni síntomas de lupus. Las drogas más comunes son la procainamida, la hidralacina y la quinidina.

Infecciones

Existen evidencias de que los virus pueden alterar la función del sistema inmune y pueden tener un papel importante en la causa o pueden exacerbar la enfermedad; sin embargo la asociación de LES y agentes infecciosos no son consistentes.

En conclusión: el lupus eritematoso sistémico es el prototipo de las enfermedades autoinmunes que se caracteriza por una alteración de la respuesta inmune con producción de autoanticuerpos dirigidos contra antígenos celulares. Se han identificado factores genéticos, hormonales y ambientales que tienen un papel importante en el origen de esta enfermedad.

Referencias

Adhami E. Calculating the etiology of systemic lupus erythematosus. Med Hypotheses 2004; 62: 237-46.

Bijl M, Kallenberg CG. Ultraviolet light and cutaneous lupus. Lupus. 2006; 15: 724-7.

D´Cruz DP. Systemic lupus erythematosus. BMJ 2006; 332: 890-94.

Hochberg MC, Floresheim S, Scout J, Arnett F. Familial aggregation of systemic lupus erythematosus (abstract) Am J Epidemiol 1985; 122: 526-27.

Jara QLJ, Vera LOL, Saavedra SMA. Terapia hormonal y antihormonal en las enfermedades reumáticas. En: Ramos Niembro F. (Ed) Nuevas terapias en reumatología. Intersistemas. México, 2002: 93-107.

Lahita RG. Sex hormones and systemic lupus erythematosus. Rheum Dis Clin North Am. 2000; 26: 951-68.

Mok CC, Lau CS. Pathogenesis of systemic lupus erythematosus. J Clin Pathol 2003; 56: 481-90.

Money AB, Hess EV. The role of environment in systemic lupus erythematosus and associated disorders. En:

Wallace DJ, Hann BH (Eds). Dubois´ Lupus erythematosus. 5th. Williams & Wilkins. Baltimore, Maryland. 1997: 31-47.

Rhodes B, Vyse TJ. General aspects of the genetics of SLE. Autoimmunity. 2007; 40: 550-9.

Riemekasten G, Hahn BH. Key autoantigens in LES. Rheumatology 2005; 44: 975-82.

Stoll ML, Gavalchin J. Systemic lupus erithematosus-messages from experimental models. Rheumatology 2000; 39: 18-27.

Vera LOL, Ariza AR, Jara QLJ. Artritis reumatoide, lupus eritematoso sistémico y espondiloartropatías. En: Halabe Cherem J, Nellen Hummel H (Eds). Enfermedades crónicas de etiología infecciosa. El Manual Moderno. México. 2004: 65-83.

Vera LOL, Méndez C, Jara LJ, Cisneros M, Medina G, Ariza R, et al. Correlation of prolactin serum concentrations with clinical activity and remission in patients with systemic lupus erythematosus. Effect of conventional treatment. J Rheumatol 2003; 20: 2140-6.

INFECCIONES Y LUPUS ERITEMATOSO SISTÉMICO

¿Aumenta el riesgo de infecciones si tengo lupus eritematoso sistémico (LES)?

La etiología o causa del LES es desconocida,

sin embargo, se ha demostrado que la disfunción del sistema inmunitario o defensa del organismo es parte importante de ésta.

El sistema inmunológico está integrado por varios elementos de defensa, entre ellos destacan las células T, encargadas de atacar directamente a los elementos extraños o ajenos al organismo llamados antígenos, como pueden ser virus, productos bacterianos o incluso tumorales. Por razones no conocidas por completo hasta el momento, se sabe que las funciones de éstas células se encuentran alteradas en pacientes con LES. Así mismo, en otros componentes de este sistema de defensa como las citocinas, se ha documentado disminución en su actividad. Otro elemento importante del sistema inmunológico es el conocido como sistema de complemento, el cual se encarga entre otras cosas, de la regulación de la respuesta inmunológica. Muchos estudios han referido disminuciones en los niveles de algunos elementos de este sistema en pacientes con LES.

A pesar de estas alteraciones y de que en general se considera al LES como un factor de riesgo asociado a la presencia de infecciones, no se ha documentado en estudios recientes alguna relación estrecha entre el LES y un riesgo directo incrementado de presentar infecciones, más que en aquellos pacientes portadores de complicaciones renales (glomerulonefritis) o un índice de actividad elevado de la enfermedad. Parte fundamental del tratamiento del LES como de otras enfermedades con trasfondo inmunológico son los esteroides e inmunosupresores, éstos últimos el tratamiento de elección en pacientes con mayor compromiso orgánico. Desafortunadamente, ningún fármaco se encuentra exento de efectos adversos, y en este caso, se asocian a una mayor frecuencia de infecciones debido a su efecto en el sistema inmunológico, refiriendo algunos estudios una asociación de infecciones significativas de hasta en 37% de los casos tratados con estos fármacos. Al respecto, es importante comentar que la mayor asociación de infecciones se presenta a mayor dosis de éstos fármacos, por ejemplo, la presencia de complicaciones infecciosas es de dos y cuatro veces mayor en pacientes que requieren de 5-20 mg de prednisona al día y dosis mayores de 50 mg al día respectivamente, así como en el caso de la vía de administración siendo un factor de riesgo independiente para la presencia de infecciones, el uso intravenoso de inmunosupresores como esteroides.

En general, se concluye que los pacientes con LES se encuentran intrínsecamente asociados a mayor riesgo de infecciones, que es incrementado por el uso de terapias inmunosupresoras (esteroides, ciclofosfamida, entre otros). Este riesgo varía dependiendo del tipo y la dosis de éstos agentes.

¿Cuáles son las infecciones más frecuentes en pacientes con LES?

En cuanto a su origen, la mayoría de las infecciones (80-90%) son de origen bacteriano. Para la mayoría de los autores, las infecciones de vías urinarias son la causa más frecuente de infecciones en pacientes con LES, seguida de infecciones de vías respiratorias ya sean bajas (neumonías) o altas (faringitis) y las infecciones de la piel. Se ha reportado una mayor prevalencia de infecciones de vías urinarias en pacientes con LES en comparación con la población general, refiriéndose de 36% y 9% respectivamente. Dentro de los factores de riesgo asociados se ha referido un recuento de leucocitos menor de 3000, la frecuencia del contacto sexual principalmente sin uso de algún método de barrera, así como alteraciones en la estática pélvica (alteraciones estructurales de la zona perineal). De las infecciones de vías respiratorias, las neumonías son principalmente asociadas a bacterias similares a las de la población en general. Las infecciones de la piel más frecuentemente presentadas en pacientes con LES y la de origen viral más frecuente es el herpes zoster, llegándose a presentar hasta en el 40% de los casos, asociada principalmente al uso de altas dosis de esteroides e inmunosupresores, en especial a la ciclofosfamida. Otras infecciones menos frecuentes, aunque con peor pronóstico son las llamadas oportunistas, más frecuentemente asociadas a altas dosis de tratamiento inmunosupresor, entre ellas se encuentran las producidas por hongos como la *Candida albicans* afectando principalmente faringe, esófago y tracto urinario, así como las producidas por mycobaterias como la tuberculosis, ésta última con una frecuencia aproximada del 5% de los pacientes. Otra infección que se ha documentado ser más frecuente que en la población general es la de virus de papiloma humano, en este caso, no habiendo relación con el uso de agentes inmunosupresores.

¿Las infecciones exacerban el LES?

Las infecciones incrementan en general la morbilidad en este grupo de pacientes, siendo una causa frecuente de ingresos hospitalarios e incluso de muerte. Algunas infecciones tanto virales como bacterianas probablemente sirvan como un desencadenante ambiental para el desarrollo o exacerbación del LES en pacientes genéticamente predispuestos. Algunos estudios han documentado el efecto de ciertos virus como es el caso de virus de Epstein-Barr sobre la actividad de determinados elementos del sistema inmunológico en pacientes con lupus, influyendo evidentemente, en el curso de la enfermedad. Se ha establecido que la presencia de infecciones tanto de vías urinarias, como las de las vías respiratorias altas o bajas, así como el herpes zoster, condicionan una mala evolución en el funcionamiento renal, debido a la presencia de casos de reactivación de la nefritis lúpica. Por otra parte, recientemente se ha establecido que el retraso en la administración de inmunosupresores como en el caso de la ciclofosfamida debido a la presencia de infecciones de vías urinarias se asocia de manera significativa con una mala evolución en los casos de pacientes con actividad renal.

En conclusión: en el LES las infecciones son una causa importante de mortalidad. El lupus *per se* cursa con algunas formas de disfunción inmunológica, lo cual tiene un papel importante en el aumento de la susceptibilidad a infecciones, además el tratamiento con inmunosupresores es uno de los factores de riesgo más importante para una mayor frecuencia de infecciones.

Referencias

Cervera R, Khamashta M, Font J, Sebastiani G, Gil A, et al. Morbidity and mortality in systemic lupus erythematosus during a 10-year period. Medicine 2003; 82: 299-308.

Flores ADE, Esquivel VJA, Galarza DDA, Garza EM. Causas de muerte en lupus eritematoso sistémico. Medicina Universitaria 1998; 1: 1-6.

Hidalgo TC, Jiménez AJ, Luna JD, Tallada M, Martínez BA, et al. Urinary tract infections and lupus erythematosus. Ann Rheum Dis 2004; 63: 431-7.

Iliopoulus AG, Tosokos CG. Immunopathogenesis and spectrum of infections in systemic lupus erythematosus. Semin Arthritis Rheum 1996; 25: 318-36.

Kang I, Park SH. Infectious complications in SLE alter immunosupressive therapies. Current Opinion in Rheumatology 2003; 15: 528-34.

Miranda JM, Mendoza L, Jara LJ, Ángeles U. Influencia de la infección de vías urinarias no complicada en la frecuencia de exacerbaciones en pacientes con nefritis proliferativa difusa lúpica. Reumatl Clin 2007; 3: 25-32.

Noël V, Lortholary O, Casassus P, Cohen P, Générau T, et al. Risk factors and prognostic influence of infection in a single cohort of 87 adults with systemic lupus erythematosus. Ann Rheum Dis 2001; 60: 1141-4.

Tam, Lai-Shan, Chan, Alice, Chan, et al. Increased prevalence of squamous intraepithelial lesions in systemic lupus erythematosus: Asociation with human papillomavirus infection. Arthritis Rheum 2004; 50: 3619-25.

Trager J, Ward MM. Mortality and causes of death in systemic lupus erythematosus. Curr Opinion Rheumatol 2001; 13: 345-51.

Zandman GG, Shoenfeld Y. SLE and infections. Clin Rev Allergy Immunol 2003; 25: 29-40.

Zandman Goddard G, Shoenfeld Y. Infections and SLE. Autoimmunity 2005; 38: 473-85.

¿Qué síntomas presenta el LES? ¿A quién recurrir si presenta alguno o más de estos síntomas?

El lupus puede tener manifestaciones distintas en cada persona, en algunos pacientes puede ser una enfermedad muy leve mientras en otras la enfermedad es muy severa. Algunos de los síntomas que presentan los pacientes incluyen hinchazón de articulaciones (artritis), aparición de manchas rojas en cara y sitios expuestos al sol algunas veces en forma de alas de mariposa en la cara, también puede haber una abundante caída del cabello, presencia de ulceraciones en la boca, fatiga muy acentuada o fiebre sin causa aparente. Cuando el lupus eritematoso sistémico afecta el riñón, los pacientes pueden comenzar con hinchazón de pies y tobillos (edema), así como de los párpados siendo este edema de los párpados más frecuente al levantarse por la mañana. En algunos pacientes la afección del pulmón o corazón puede manifestarse por sensación de ahogo (disnea), dolor en el pecho o palpitaciones. En caso de presentar afección al sistema nervioso las características pueden variar desde un dolor de cabeza pulsátil hasta formas más graves como alteraciones en la visión, convulsiones o infartos cerebrales. Es frecuente el descenso de algunas células sanguíneas tales como las plaquetas, en este caso los pacientes pueden llegar a tener pequeños puntos rojos en la piel del tamaño de una cabeza de alfiler (petequias) y que pueden progresar a moretones y sangrados. La anemia también es frecuente en esta enfermedad. El cuadro 1 resume algunos de los órganos afectados y sus manifestaciones.

Cuadro 1. Manifestaciones clínicas del lupus eritematoso sistémico.

Órgano	Manifestación clínica
Piel y anexos	Manchas rojas en la cara abarcando mejillas y nariz (eritema en alas de mariposa). Manchas rojas ardorosas en zonas expuestas al sol. Caída de cabello (más de 20 cabellos al día) o que quede una gran cantidad en la almohada. Úlceras en la boca.
Articulaciones	Dolores articulares acompañados de hinchazón de las mismas y rigidez.
Sangre	Anemia por destrucción de glóbulos rojos. Descenso de las cifras de plaquetas (trombocitopenia) o de la cifra de leucocitos.
Riñón	En el examen de orina se puede detectar sangre (hematuria), proteínas, algunas veces células como cilindros de glóbulos rojos o glóbulos blancos. Usualmente se acompaña de alta presión arterial, edema de los tobillos o los párpados. En la depuración de creatinina se presenta una disminución de la función del riñón.
Corazón	Puede haber derrame en el pericardio, arritmias o inflamación del músculo cardiaco (miocarditis).
Pulmón	Líquido en la pleura (derrame pleural), inflamación del parénquima pulmonar (neumonitis). Puede haber dificultad para respirar, tos crónica, dolor en el área del tórax. En casos muy severos puede haber tos con expectoración sanguinolenta y presentarse hemorragia pulmonar.

Continúa

Continuación

Órgano	Manifestación clínica
Sistema nervioso central	Puede haber un dolor de cabeza pulsátil o formas más severas con pérdida de la visión y afectar el nervio óptico. Puede haber isquemia o infarto cerebral, así como convulsiones o psicosis. Algunas veces puede haber problemas severos de memoria (déficit cognitivo).
Vasculares	Lesiones en vasos sanguíneos a cualquier nivel desde piel hasta órganos internos. Algunas veces aparecen zonas de tejido rojo o negruzco ardorosos muy dolorosos en los pulpejos de las manos u otras áreas de la piel. En dedos se desencadena a causa del frío, palidez intensa seguida de una coloración violácea morada (cianosis) compatible con un fenómeno de Raynaud.
Síndrome antifosfolípido	Trombosis en cualquier vaso, arterias o venas. Descenso de plaquetas y abortos repetidos.
Gastrointestinal	Dolor abdominal por inflamación del peritoneo, inflamación de páncreas, hígado, e intestino.

Un comentario muy importante, es que un paciente puede presentarse con una sola manifestación o una combinación de ellas. De allí que es muy importante que acuda lo antes posible a un médico especializado en lupus como es el reumatólogo para el establecimiento de un diagnóstico.

Referencias

Balluz L, Philen R, Ortega L, Rosales C, Brock J, Barr D, Kieszak S. Investigation of systemic lupus erythematosus in Nogales, Arizona. Am J Epidemiol. 2001; 154(11): 1029-36.

Morales RJ, Cázarez MJM, Gámez NJI, Triano PM, Villa MAI, López OMA, Rodríguez ABE, González-López L. La atención médica en reumatología en un hospital de segundo nivel de atención. Reumatol Clin 2005; 1(2): 87-94.

Uramoto KM, Michet CJ Jr, Thumboo J, Sunku J, O'Fallon WM, Gabriel SE. Trends in the incidence and mortality of systemic lupus erythematosus, 1950-1992. Arthritis Rheum. 1999 Jan; 42(1): 46-50.

Ward MM, Pyun E, Studenski S. Causes of death in systemic lupus erythematosus. Long-term follow up of an inception cohort. Arthritis Rheum. 1995; 38(10): 1492-9.

Ward MM, Pyun E, Studenski S. Long-term survival in systemic lupus erythematosus. Patient characteristics associated with poorer outcomes. Arthritis Rheum. 1995; 38(2): 274-83.

¿El LES es contagioso?

Lupus eritematoso sistémico (LES) es una enfermedad que ha estado rodeada de múltiples incógnitas, que por desgracia, en muchas situaciones son respondidas con desinformación hacia los pacientes y sus familiares, lo cual genera el rechazo o el aislamiento de los enfermos, creándoles conflictos importantes a nivel personal, familiar y de trabajo.

Se conoce la existencia de diversos factores que pueden intervenir en el desarrollo de la enfermedad: genéticos (información que se tiene al nacer), hormonales, ambientales e inmunológicos (factores que pueden despertar a lo que ya se tenía al nacer).[1]

La combinación de este grupo de factores puede desencadenar la enfermedad, cuya principal característica es la alteración en la función del sistema inmune. Este sistema inmune o de defensa ahora no es capaz de distinguir entre las células propias y los agentes extraños como las bacterias, por lo que termina haciendo daño de diversas maneras a los propias estructuras del cuerpo (articulaciones, riñón, sangre, etc.).[2]

Por lo tanto la enfermedad se origina y actúa dentro del cuerpo del individuo que la posee, lo cual hace imposible que esto sea transmitido a las personas que están a su alrededor.

Algunos familiares de pacientes con LES pueden tener más posibilidades de tener enfermedades autoinmunes como artritis, lupus o alteraciones inmunológicas (por ejemplo; pruebas de laboratorio alteradas, sin enfermedad), en comparación con otras personas que no tienen estos antecedentes familiares.[3]

Esto no debe ser un motivo de alarma entre los familiares, ya que el hecho que un miembro de una familia desarrolle la enfermedad, no favorece a que los demás que puedan tener la predisposición, la desarrollen también por tener contacto con él o ella.

Por el contrario, debido a que los pacientes con LES tienen alteraciones en el sistema inmune (defensas), aunado a los medicamentos que reciben (esteroides e inmunosupresores), es más probable que desarrollen infecciones de cualquier tipo, comparados con la gente sana, por tanto es mayor el riesgo de que la gente que está alrededor les transmita algún agente infeccioso que les pueda complicar la enfermedad.[4]

Si bien con lo hasta ahora dicho podemos concluir que LES no es una enfermedad contagiosa, podemos tener una presentación de la enfermedad que se llama lupus neonatal.

En esta situación las mujeres portadoras de LES y que no tienen un buen control de la enfermedad pueden transmitir a través de la placenta anticuerpos maternos hacia el producto, que en algunas ocasiones puede originar un cuadro caracterizado por lesiones en la piel, crecimiento de bazo e hígado, alteraciones en la sangre y corazón del recién nacido. Este fenómeno es raro y no se presenta en todos los casos, por lo que el embarazo no se contraindica si la enfermedad está bajo control y vigilancia.[5]

Es importante que la gente que tiene LES pueda reintegrarse a sus funciones cotidianas personales y laborales, lo más cercano a lo normal que eran hasta antes de empezar con el problema, por lo que la gente de su alrededor no debe ser un obstáculo para que esto se lleve a cabo.

Referencias

1. Hess EV, Farhey Y. Epidemiology, genetics, etiology and environmental relationships of SLE. Curr Opin Rheumatol. 1994; 6: 474-80.
2. Pisetsky DS. Lupus eritematoso sistémico: epidemiología, patología y patogenia. En: Principios de enfermedades reumáticas. Arthritis Foundation. 2000: 283-8.
3. Arnett FC, Shulman LE. Studies in familiar syndrome lupus erythematosus. Medicine. 1989; 55: 313-22.

4. Gladman DD. Indicators of disease activity, prognosis and treatment of SLE. Curr Opin Rheumatol. 1994; 6: 487-92.
5. Petri M. Clinical features of SLE. Curr Opin Rheumatol. 1994; 6: 481-6.

¿Qué factores empeoran o activan la enfermedad LES?

Si tratamos de resumir en pocas palabras, lo que agrava a los pacientes con lupus son los excesos y las carencias.

El lupus como lo llamaremos por forma sencilla, es una enfermedad que afecta probablemente a todo el organismo, por lo que es necesario considerar que el desgaste en exceso provoca el agravamiento de la enfermedad. Hay que promover el autocuidado de los pacientes con el fin de facilitar que actúen los mecanismos de reparación naturales.

En el lupus hay ciertas condiciones en el que por naturaleza se necesita el uso de mayor energía y hay una sobrecarga; tal es el caso del embarazo, en el que hay un organismo nuevo a quien nutrir y cuidar además representa un tejido extraño al aparato de defensas de la futura mamá. En el lupus probablemente por la confusión del llamado aparato de defensas que está integrado por los soldaditos glóbulos blancos en sus variedades circulantes y otros fijos en los tejidos, deben reconocer a todos los organismos y tejidos diferentes, con el fin de evitar un daño que pueden provocar entre otros; bacterias, virus, parásitos, toxinas o bien el contacto con tejidos diferentes, como sucede en aquellas personas que reciben la donación de órganos aun de familiares cercanos, que a través del aparato de defensas, rechazan al órgano y es necesario dar medicamentos para procurar su aceptación.

El embarazo funciona en las pacientes con lupus, como un estímulo para fabricar anticuerpos contra partes de sí mismos, que son llamados autoanticuerpos y ello agrava la enfermedad. ¿Esto significa que la paciente con lupus no debe embarazarse?, en realidad no, sino que es necesario que el embarazo sea deseado y en condiciones de certidumbre requiere de la asesoría del médico reumatólogo del mejor tiempo para intentarlo, además se requiere el control de un médico ginecoobstetra que esté entrenado en el reconocimiento y control de la enfermedad para un final feliz.

Otras condiciones que agravan al lupus; aunque nos condicione reconocerlo, la exposición al sol, ¿Porqué?, recordemos que el sol emite muchos tipos de rayos, entre ellos los infrarrojos que nos dan su calor, tan agradable en tiempos de frío y muy socorridos en lugares cercanos a los polos, otros rayos son los ultravioletas que entre otras acciones nos dan la pigmentación de la piel aunque no percibamos el calor del sol, lo que justifica que nos pigmentemos aun en la resolana de la tarde. Pues bien los rayos ultravioletas en el paciente con lupus, lesiona los tejidos y agrava la enfermedad, formando gran cantidad de auto anticuerpos. Quiero hacer notar que no es raro que un o una paciente inicien su primer cuadro después de haberse sometido en unas vacaciones a exposiciones al sol. Además el paciente con lupus puede tener ronchitas o manchas en la piel después de haber recibido una dotación suficiente de rayos solares y se le llama dermatitis solar, y nosotros le llamamos actinodermatitis.

Los desgastes del género humano pueden variar desde aspectos psicológicos o afectivos, tal vez mal llamados estrés, que en condiciones normales y con técnicas adecuadas se pueden superar, con terapias de juego o ludoterapia, ejercicio complementario como caminatas, o el ejercicio aeróbico, que con buena orientación ocasiona lo que se llama catarsis y la liberación de antidepresivos naturales que se llaman endorfinas. En el paciente con lupus el estrés emocional puede agravar la enfermedad, por lo que se debe orientar a como puede descargar las tensiones con terapias afines a su propia cultura; con sus creencias, tradiciones y valores.

El ejercicio en exceso, la falta de sueño reparador, los daños que sufre un organismo al ser intervenido quirúrgicamente pueden agravar al lupus, pero todo es previsible y hasta prevenible. Estos daños se minimizan cuando el paciente está consciente de los riesgos, los conoce y puede regular en muchos casos de acuerdo a su voluntad, siguiendo la conducta del autocuidado.

Cabe mencionar que cuando el paciente tiende a la depresión por la no aceptación de su propia enfermedad, suele ser un padecimiento de más difícil control, que quien es optimista, porque al fin y al cabo, puedo pensar lo que tengo habrá que luchar con él y contra él, mientras tenga vida hay esperanza y créanme en el hoy y en el ahora, el lupus es una enfermedad controlable.

Probablemente hay más factores que contribuyan a agravar la enfermedad, como pueden ser algunos medicamentos necesarios o no para el control de otras enfermedades. Aquí es importante hacer algunas consideraciones; en México es muy frecuente si no la regla a seguir los consejos de familiares directos, amigos, vecinos y hasta los dependientes de farmacias, tiendas de abarrotes, carnicería, etc. Quienes de acuerdo a su experiencia, orientan, sugieren y hasta prescriben alternativas de tratamientos complementarios, bajo la premisa de que algunos de ellos siendo derivados de la herbolaria o clasificables como de origen natural, dicen no hacer daño; sin embargo habrá que aceptar que no sabemos mucho de sus efectos colaterales, por lo que será siempre mejor consultar la opinión del médico especialista con el fin de limitar los riesgos agregados a la propia enfermedad de lupus.

Referencias

Bori SG, Principales enfermedades reumáticas en México, 2005.

Imboden J, Hellmann DV, Stone HG. Current rheumatology, diagnosis and treatment.

Klippel JH, et al. Principios de las enfermedades reumáticas. Artritis Foundation, U.S.A. 2001.

¿El LES afecta a los niños?

¿Qué es lupus?

El lupus eritematoso sistémico, también conocido por sus siglas LES; es una enfermedad crónica en la que está involucrado el sistema inmune o de defensa, produciendo anticuerpos contra sus propias células, órganos y tejidos. Estos llamados autoanticuerpos desencadenan una respuesta infamatoria teniendo como resultado la afección de diversos órganos del cuerpo principalmente la piel, las articulaciones, la sangre y los riñones; pudiendo causar daño también en pulmones, cerebro, vasos sanguíneos y corazón.

Existen otros dos grupos de lupus: lupus discoide el cual se caracteriza por su afección de la piel únicamente, este tipo de lupus rara vez evoluciona a LES y el lupus inducido por medicamentos el cual se presenta posterior a la ingesta de algunas sustancias, produciendo síntomas similares a los del lupus eritematoso sistémico, los cuales desaparecen al suspenderlo.

¿Qué personas desarrollan lupus?

El lupus se presenta frecuentemente en mujeres jóvenes en edad fértil, es decir entre 15 y 45 años de edad. El comienzo de lupus en los niños no es común, diagnosticándose 5 casos por millón anualmente. Durante la infancia es más común en niños mayores de 5 años y es cuatro veces más frecuente en el sexo femenino.

¿Cómo se llega al diagnóstico de lupus eritematoso sistémico?

El diagnóstico de lupus es difícil debido a la gran variedad de síntomas y signos que se pueden presentar de un niño a otro, es realizado por el médico tomando en cuenta: la historia clínica del niño, la presencia de síntomas, en conjunto con el hallazgo de signos característicos, y los resultados de pruebas de laboratorio específicas para esta enfermedad.

Las pruebas de laboratorio son fundamentales tanto para realizar el diagnóstico de lupus como para el seguimiento de la enfermedad. Los análisis sanguíneos utilizados son:

Las pruebas de rutina evalúan la presencia de inflamación en el organismo, se utilizan la proteína –C reactiva y la velocidad de sedimentación globular, las cuales se encuentran elevadas en periodos activos de la enfermedad. La química sanguínea muestra si existe afección renal cuando la urea y la creatinina sérica están elevadas, también manifiesta la afección al hígado o a los músculos. Los exámenes de orina son útiles tanto para el diagnóstico como para el seguimiento, si se encuentra proteínas o sangre indican afección renal y posteriormente se solicita la orina de 24 horas para realizar distintas pruebas para evaluar más a fondo la función renal.

Las pruebas inmunológicas. Estas pruebas se utilizan para la confirmación del diagnóstico, en ellas se busca intencionadamente la presencia de los autoanticuerpos producidos por el sistema de defensa, los cuales son anticuerpos antinucleares o ANA´s, anti-ADN nativo, anti-Sm y anticuerpos antifosfolípidos. Además se solicita un estudio inmunológico que determina la cantidad de proteínas que participan en la inflamación, estas proteínas se denominan complemento C3 y C4, y se encuentran disminuidas cuando el organismo está participando en una reacción de inflamación como lo es el lupus en sus periodos de actividad.

Ya que el lupus eritematoso sistémico es una enfermedad que puede afectar a múltiples órganos, además de las pruebas de rutina e inmunológicas, se utilizan pruebas complementarias tales como radiografías, que proporcionan información acerca del sistema musculoesquelético, del funcionamiento pulmonar; se pueden solicitar además ecografías. Las biopsias consisten en la extracción de una muestra pequeña del tejido que se evaluará para posteriormente ser observado al microscopio, el grado de daño renal es evaluado objetivamente mediante este estudio.

Se han establecido los siguientes criterios para el diagnóstico de lupus: el niño debe de presentar cuatro de los once signos, síntomas y resultados de exámenes de laboratorio siguientes: exantema en alas de mariposa, sensibilidad aumentada a la luz del sol o fotosensibilidad, úlceras bucales, dolor e inflamación de las articulaciones, involucro a pulmones o corazón, problemas renales, manifestaciones neurológicas, pruebas de laboratorio positivas que muestren la presencia de anticuerpos o cambios en los valores normales de las células que forman la sangre.

Es importante recordar que el niño puede presentar algún síntoma de los antes mencionados de manera aislada y no tener lupus, así como podría presentar menos de los cuatro criterios al inicio de la enfermedad.

¿Cuál es el pronóstico de un niño con diagnóstico de lupus?

El lupus como se ha mencionado puede llegar a ser una enfermedad muy grave, pero un niño con un diagnóstico oportuno, un tratamiento adecuado, y evitando la exposición a factores desencadentantes puede llegar a tener una excelente calidad de vida.

Mi hijo/a tiene lupus eritematoso sistémico

Una vez realizado el diagnóstico de lupus el primer paso por parte de la familia es aprender lo más posible de esta enfermedad y los cuidados especiales que debe de tener cada paciente, es necesaria la educación del niño acerca de su padecimiento, ya que existe un impacto en la salud del paciente que además suele afectar el desarrollo psíquico y social, por lo tanto se debe de informar también a los niños que conviven con él y a sus maestros. Es importante que el niño comprenda que no es culpable por estar enfermo y que tampoco es una enfermedad que pueda transmitir a otros niños.

Debe de procurarse que el desarrollo social del niño sea lo más normal posible, sin restricciones innecesarias. Teniendo en cuenta que uno de los desencadenantes de los brotes de la enfermedad es la exposición al sol, se debe de evitar sobre todo entre las 11 am y las 4 pm tomando las precauciones debidas: la aplicación de protector solar 30 minutos antes de salir a la calle y cada 2 ó 3 horas sin olvidar que en los días nublados también se debe de usar ya que los rayos ultravioleta pasan a través de las nubes y procurar el uso de ropa que brinde mayor protección.

La práctica de ejercicio en el niño con lupus no está restringida, por el contrario se recomienda que realice ejercicios aeróbicos como bicicleta, caminata y natación siempre y cuando su condición se lo permita, y siempre informando a su reumatólogo pediatra.

En cuanto a la dieta, no existe en sí como un tratamiento específico para el lupus, mas se sugiere una dieta sana y equilibrada. A los pacientes que se encuentran en tratamiento con corticosteroides se les recomienda el consumo de alimentos bajos tanto en sal como en azúcar para disminuir el riesgo de hipertensión arterial y la diabetes respectivamente. Los suplementos de calcio y vitamina D ayudan a evitar la aparición de osteoporosis.

¿Cómo educar a un niño con lupus?

No todos los niños son iguales, pero en general existen ciertas recomendaciones que podrían ayudar a mantener un adecuado control de la enfermedad.

Cuando un niño es menor de 10 años su sentido de responsabilidad no es muy grande por lo que siempre deberá de ser supervisado en la toma de sus medicamentos. Como se mencionó anteriormente es importante informarle de su padecimiento y hacerle ver que no es culpable de padecerla y no agobiarlo con explicaciones muy profundas.

En cambio los niños mayores de 10 años deben de ser bien informados, se les debe de explicar la importancia de la toma de medicamentos y cuales podrían ser los efectos colaterales, así como involucrarlos en las tomas de decisiones. La adolescencia por si sola es un periodo difícil social y psicológicamente; el tener una enfermedad como el lupus podría predisponer al enojo o depresión de estos pacientes, por lo que no sobreprotegerlos, apoyarlos y darles su espacio, es de gran ayuda para la salud integral. El ingreso a grupos de apoyo y convivir con otros pacientes que presenten el mismo padecimiento, los ayudaría a entender que no son los únicos que luchan contra su enfermedad, y asumir la responsabilidad ante la misma.

¿Una mujer con LES se puede embarazar?

Debido a que el lupus es una enfermedad predominantemente de mujeres jóvenes, la cuestión del embarazo es frecuente y de vital importancia.

El mito de que el embarazo está contraindicado en el LES es uno de los muchos que necesitan ser destruidos. Quizás uno de los beneficios del interés mundial por el lupus y el rápido incremento de los grupos de pacientes y sociedades de lupus será mejorar el conocimiento. Se sabe que el embarazo es en general poco complicado; si hay un incremento de brotes de lupus en el embarazo y hay poco riesgo de lupus para el producto uno de los problemas es la exacerbación de brotes de actividad después del parto y mayor riesgo de aborto.

Es sabido que en pacientes con lupus leve, sin diagnosticar, es probable un buen número de ellas tengan cada año embarazos con éxito sin que se les haya diagnosticado el lupus.

Aunque algunas pacientes que conocen su diagnóstico descubren que son incapaces de quedarse embarazadas, la tasa de fertilidad general en el lupus es normal.

Por lo que se refiere al lupus en sí, no hay un modelo particular de la enfermedad, es decir, los números de brotes y mejoras espontáneas durante los nueve meses de embarazo.

Existen indicaciones específicas de cuando una mujer puede embarazarse, sin correr más riesgo que el que tiene la población general sana y existen contraindicaciones muy bien establecidas, de cuando se considera prohibido para las parejas considerar un embarazo debido al alto riesgo de graves reactivaciones y de muerte fetal. Algunos factores precisos que deben tomarse en cuenta para permitir el embarazo son:

1. Mujeres jóvenes, sin evidencia de actividad de lupus, en los previos 6 meses.
2. Presión arterial normal.
3. Creatinina en sangre por debajo de 1.5 mg % y sedimento urinario normal.
4. Suspensión de todos los medicamentos, a excepción de corticosteroides (prednisona), y aspirina infantil, en los previos 3 meses.

El antecedente de aborto no contraindica que la paciente deba embarazarse pero es importante mencionárselo a su médico, quien considerará un control más estrecho en el cual se evalúa de diferentes formas para ver la viabilidad fetal, así como un monitoreo por laboratorio para conocer la evolución del feto y la madre y considerar en su momento el tratamiento apropiado.

En el seguimiento de estos casos es importante que tanto el médico obstetra y el reumatólogo mantengan comunicación y la evaluación sea al mismo tiempo, en el caso de pacientes con diagnostico de LES + síndrome antifosfolípido hay contraindicaciones específicas y que son las siguientes:

1. Presencia de daño renal en los previos cuatro meses, con creatinina por arriba de 1.5 mg %, estar en tratamiento con diálisis.
2. Aumento sostenido de la presión arterial, especialmente la mínima o diastólica.
3. Tratamiento con medicamentos citotóxicos para el control, como azatioprina, ciclofosfamida y el metotrexato, que no es posible suspender.
4. Datos de miocarditis, endocarditis y/o hipertensión pulmonar.

La paciente que se embaraza en éstas condiciones, tiene una probabilidad muy alta de reactivación y en ocasiones de consecuencias fatales, además de perder el producto. En estas pacientes, está indicada la ligadura de las trompas (salpingoclasia), y no la vasectomía del cónyuge.

Referencias

1. Nurhan Sutcliffe, Clarke EA, Carey Levinton, Chris Frost, Caroline Gordon, David A Isenberg. Associates of health status in patients with systemic lupus erythematosus. Journal of Rheumatology 1999; 26: 2352-56.

¿Cuál es el pronóstico de un paciente con LES?

El lupus eritematoso sistémico es una enfermedad que puede afectar prácticamente cualquier órgano, sin embargo, esto no significa que todos los pacientes van a tener los mismos síntomas o que la causa de muerte sea la misma. La gravedad de la enfermedad va a depender del órgano u órganos que afecte la enfermedad.

La sobrevida en los pacientes que tienen lupus eritematoso sistémico es mayor a la que había en años anteriores. Por ejemplo, en 1955 más de la mitad de los pacientes con lupus morían al cabo de 5 años, ahora se ha visto que más de 90% de los pacientes sobreviven por lo menos 5 años, y aproximadamente 7 de cada 10 pacientes vivirán por lo menos 20 años. Un estudio realizado en el año 2006 demostró que 35% de los pacientes con lupus fallecían durante los episodios de más actividad, mientras que 65% de las muertes eran debidas a complicaciones de la enfermedad o a las ocasionadas por el tratamiento recibido. También éste estudio reportó que a 5 años después del diagnóstico 96% de los pacientes estaban vivos, a 10 años 93% y a 15 años 76%.

Existen factores que se relacionan a un mayor tiempo de vida en los pacientes con lupus, entre ellos se encuentran un diagnóstico temprano, es decir, cuando los síntomas apenas van comenzando (lo que permitirá menos complicaciones y menos secuelas) así como el desarrollo de nuevos medicamentos que permitan un mejor control ante situaciones especiales de la enfermedad.

Cuando el lupus afecta principalmente al sistema nervioso (cerebro y nervios periféricos) así como al riñón (cifras de creatinina elevadas, cuando la biopsia del riñón demuestra una variedad de lesión llamada glomerulonefritis membranoproliferativa o tipo IV), se ha visto que la supervivencia en éstos pacientes es menor; otros factores que también se asocian a un peor pronóstico están: ser de raza negra, un nivel socioeconómico bajo y un menor nivel de educación, cifras bajas de plaquetas, cuando se produce un daño a órgano dentro del primer año de diagnóstico de la enfermedad así como más actividad al momento del diagnóstico y durante el tiempo posterior a éste (esto es medido con un índice que en sus siglas en inglés se conoce como SLEDAI, que en español significa índice de actividad de la enfermedad del lupus eritematoso sistémico); aún existe la duda si el ser mujer u hombre se relaciona a una enfermedad más grave, igualmente si el diagnóstico de lupus a mayor edad se relaciona con mejor pronóstico.

Referencias

Cedars-Sinai Medical Center, David Geffen School of Medicine at UCLA, Los Angeles, CA, USA. Improving the prognosis of SLE without prescribing lupus drugs and the primary care paradox. Lupus. 2008; 17(2): 91-2.

Cook RJ, Gladman DD, Pericak D, et al. Prediction of short term mortality in systemic lupus erythematosus with time dependent measures of disease activity. J Rheumatol. 2000; 27(8): 1892-5.

Doria A, Iaccarino L, Ghirardello A, et al. Long-term prognosis and causes of death in systemic lupus erythematosus. Am J Med. 2006; 119(8): 700-6.

Fernández M, Alarcón GS, Apte M, et al. LUMINA Study Group. Systemic lupus erythematosus in a multiethnic US cohort: XLIII. The significance of thrombocytopenia as a prognostic factor. Arthritis Rheum. 2007; 56(2): 614-21.

Ginzler EM, Diamond HS, Weiner M, et al. A multicenter study of outcome in systemic lupus erythematosus. I. Entry variables as predictors of prognosis. Arthritis Rheum. 1982; 25(6): 601-11.

Gladman DD. Prognosis of systemic lupus erythematosus and factors that affect it. Curr Opin Rheumatol. 1992; 4(5): 681-7.

Hanly JG, Urowitz MB, Su L, et al. Short-term outcome of neuropsychiatric events in systemic lupus erythematosus upon enrollment into an international inception cohort study. Arthritis Rheum. 2008 May 15; 59(5) :721-9.

Hochberg M, Silman A, Smolen J. Practical rheumatology, third edition. Elsevier limited; 2004: 433-435.

Pons-Estel BA, Catoggio LJ, Cardiel MH, et al. The GL-

ADEL multinational Latin American prospective inception cohort of 1,214 patients with systemic lupus erythematosus: ethnic and disease heterogeneity among "Hispanics". Medicine (Baltimore). 2004; 83(1): 1-17.

Reveille JD, Bartolucci A, Alarcón GS. Prognosis in systemic lupus erythematosus. Negative impact of increasing age at onset, black race, and thrombocytopenia, as well as causes of death. Arthritis Rheum. 1990; 33(1): 37-48.

Strand V, Gladman D, Isenberg D, et al. Outcome measures to be used in clinical trials in systemic lupus erythematosus. J Rheumatol. 1999; 26(2): 490-7.

Swaak AJ, Nossent JC, Bronsveld W, et al. Systemic lupus erythematosus. I. Outcome and survival: Dutch experience with 110 patients studied prospectively. Ann Rheum Dis. 1989; 48(6): 447–54.

Ward MM, Pyun E, Studenski S. Long-term survival in systemic lupus erythematosus. Patient characteristics associated with poorer outcomes. Arthritis Rheum. 1995; 38(2): 274-83.

Zonana NA, Yáñez P, Jiménez BFJ, Camargo CA. Disease activity, damage and survival in Mexican patients with acute severe systemic lupus erythematosus. Lupus. 2007; 16(12): 997-1000.

¿El LES es curable?

La mayor parte de las veces cuando hablamos de curación nos referimos a la recuperación de la salud ya sea a través de los mecanismos de defensa naturales de nuestro organismo o procedimientos y tratamientos médicos, sin embargo en las enfermedades crónicas el término curación es algo que no sucede, así el lupus eritematoso generalizado es una enfermedad no curable pero si controlable, es decir que a través del tratamiento, vigilancia médica y disciplina del paciente es posible que la enfermedad nos permita tener una buena calidad de vida y periodos en los que pareciera que la enfermedad no existe, para esto es fundamental el diagnóstico y tratamiento temprano, oportuno y correcto. Años atrás cuando un paciente enfermaba de lupus sabíamos que el pronóstico no era bueno a cinco o diez años, ya que un buen número de ellos moría, sin embargo desde hace 30 años gracias a las mejores técnicas de diagnóstico y avances en el tratamiento esto ha mejorado de manera importante y actualmente la sobrevida y calidad de vida de los pacientes es buena.

¿El paciente con lupus eritematoso sistémico puede llevar una vida normal?

Lo primero es pensar que entendemos por normalidad, para la mayoría de los pacientes es regresar a la situación de salud antes de la enfermedad y que les permitía tener un estilo de vida congruente con su entorno social, posiblemente regresar a este punto no sea posible pues es importante que el paciente acepte su enfermedad y los cambios que esta conlleva como son el tener que tomar medicamentos, una vigilancia médica de por vida, cuidarse del sol, efectos no deseables de los fármacos, etc. Sin embargo cuando la enfermedad se controla y se acepta junto con todo lo que esta implica, las personas pueden realizar la mayoría de cosas que la gente sin enfermedad realiza, por supuesto entendiendo que el cuidado de la salud y vida plena implica tener una dieta balanceada, hacer ejercicio, dormir las horas suficientes que nuestro organismo requiere, tener una vida social y familiar en armonía, etc. Por lo anterior podemos decir que todo dependerá de cómo cada persona enfrente la enfermedad y lo mejor es enfrentarlo en forma positiva apoyándose en la familia, amigos y médicos.

¿Cómo mejorar la calidad de vida de un paciente con LES?

Regla general

El lupus no se cura, pero sí se puede controlar, el tratamiento está basado en las necesidades específicas y los síntomas de cada paciente. Dado que las características del lupus pueden variar de forma significativa entre diferentes individuos, es importante hacer hincapié en la importancia de los controles médicos, cuya frecuencia dependerá de la situación clínica.

Datos de investigación que debo conocer antes de interrogarse cuales son las medidas a seguir

Muchos pacientes, cuando se les dice por primera vez que tienen lupus eritematoso sistémico, impulsados por la incertidumbre se interesan por averiguar más sobre su padecimiento ya sea en alguno de los libros de texto clásicos de la biblioteca pública y por Internet y se enteran más sobre fatalidades y desastres sobre el lupus, o lo que es todavía peor, puede que el libro no contenga la información adecuada para resolver la angustia del paciente.

Coexistencia con otros padecimientos

No es una regla que el lupus se presente asociado a otros padecimientos, pero existen casos en que suele haber diabetes mellitus, o bien problemas de tiroides (hiper o hipotiroidismo) alteraciones en la piel como vitíligo, esto no empeora el pronóstico, simplemente puede ocurrir la asociación como se presentaría en cualquier otra persona, aunque hay estudios actualmente para evaluar si hay conexión entre ellas, el control de estos padecimientos cuando ocurren puede ser multidisciplinario, pero en general no se ha probado que al estar asociado a lupus el desenlace de daño orgánico se acelere, incluso se ha considerado que podría ser sólo una variedad del lupus en la que en general el lupus es menos complicado.

En relación a los hijos de pacientes con lupus no es una enfermedad que se "hereda" en el sentido general de la palabra. Se observan en el recién nacido dos anomalías ocasionales, la primera es la presencia de ronchas finas "similar al lupus" transitorias, que se cree es debido a factores en la sangre materna que han atravesado la placenta; las ronchas desaparecen tan rápido como aparecieron; la segunda es que pueden cursar con bloqueo cardiaco congénito, esencialmente un pulso lento, (alrededor de 40 por minuto). Se desconoce la razón de este hecho ocasional, ninguna de las dos pone en peligro al hijo ni requiere de un tratamiento especial.

Cuando el lupus se presenta en la infancia, los padres de estos niños son los que muestran ansiedad ante este hecho repentino del comienzo de la enfermedad, las características clínicas frecuentemente graves y las alusiones a una enfermedad sanguínea con mucha frecuencia siembran preocupaciones sobre la posibilidad de una leucemia o de un tumor maligno.

El lupus en la niñez es en general similar a la enfermedad observada en el adulto en donde también el diagnóstico precoz de la enfermedad, especialmente de la enfermedad renal es de vital importancia.

Medidas

Hay progreso en el futuro de los pacientes con lupus durante los últimos años que podría atribuirse a los avances en el tratamiento, es más probable que el pronóstico mejor sea debido al reconocimiento de la enfermedad incluyendo las manifestaciones leves. Estos se relacionan más con el mejor uso de los medicamentos existentes y con algunas medidas consideradas preventivas.

En general

El paciente con lupus puede llevar una vida normal desde el punto de vista familiar, laboral y social.

La dieta debe ser equilibrada con alimentos con bajo contenido en grasa, sal y azúcar y alto contenido de fibra. Las personas que están tomando corticoides deben limitar el consumo de azúcar, grasa y sal. Si hay afección renal o hipertensión arterial hay que evitar los alimentos salados.

Es aconsejable realizar actividades como caminar, nadar o montar en bicicleta, para prevenir la debilidad muscular. También hay que aprender a alternar las actividades habituales con periodos de descanso, para controlar la fatiga.

Recomendaciones

Los pacientes con lupus tienen una piel muy sensible a los rayos ultravioleta (fotosensibilidad) y de hecho no es infrecuente que la enfermedad aparezca tras una exposición solar prolongada. Esto no quiere decir que todos los pacientes con lupus tengan este problema, pero los que lo tienen deberán protegerse del sol utilizando cremas con protección solar. En la cuenca Mediterránea es frecuente que la protección aconsejable llegue al factor 40 ó incluso 60.

Estilo de vida

Definir estilo de vida no es sencillo aunque algunos artículos sobre el lupus hablan de ello, con la evolución que se ha producido en el conocimiento del lupus, está claro que, para la mayoría de los pacientes, es totalmente posible una vida normal y activa muy similar a la que se llevaba antes del inicio de su padecimiento, en relación a aquellas que se encuentran con actividad.

Comida

Los pacientes con distintos tipos de enfermedades reumáticas preguntan por la dieta. ¿Afecta la comida en el lupus? ¿Hay alguna dieta que ayude? ¿Hay dietas "especiales"?.Las respuestas a estas preguntas no son tan simples .
La alfalfa la cual es un aminoácido, no es proteína, ha sido reportada con asociación a la presencia de

lupus la cual mediante diversos estudios se sospecha que puede afectar el mantenimiento del buen funcionamiento inmunológico por diversas vías y mecanismos lo cual puede desencadenar o exacerbar la respuesta autoautoinmune bajo ciertas condiciones del paciente.

Cuando se usan por periodos prolongados, se observan fracturas de la columna vertebral o de la articulación de la cadera, debilidad muscular, un aumento de la tensión arterial, y atrofia y debilidad de la piel. Algunos son irreversibles pero otros se delimitan al suspender los medicamentos, lo cual siempre debe ser en reducción lenta y con ayuda del médico.

Factores modificables

Algunos autores han propuesto que el resultado adecuado y buen funcionamiento del manejo médico y evolución en los pacientes con lupus está relacionado con algunos factores como ingresos económicos bajos, que el paciente no dependa ni económicamente de otros ni físicamente por incapacidades propias de la enfermedad.

Por lo que se ha enfatizado en la necesidad de apoyo educacional y psicológico en que los pacientes que cursan con depresión, sobre todo en aquellos que tienen sensación de dependencia familiar en la cual trae como efecto colateral que ellos sientan o perciban poca aceptación de los familiares debido a que ocasionan gastos incrementados o bien porque el paciente considera que está siendo una "carga" en todos los aspectos.

Los programas psicológicos en ocasiones ayudan a la mejoría clínica debida a la afección reumatológica, pero otros requieren más apoyo para mejorar la autoestima ya que esto puede deteriorar su efectividad en la funcionalidad de su trabajo cualquiera que sea el área en donde se desempeñen.

Por otro lado los pacientes que dependen económicamente de otros, requieren de evaluación psicológica con el grupo familiar lo cual repercute en mejoría clínica y hay mejores resultados en el comportamiento.

Los pacientes con lupus al igual que los que padecen otros padecimientos crónicos a menudo caen en la compasión de ellos mismos, esto limita la evolución de ellos y la aceptación de ellos por su contorno familiar y por el mismo médico.

Referencias

1. Nurhan Sutcliffe, Ann E Clarke, Carey Levinton, Chris Frost, Caroline Gordon, David A Isenberg. Associates of health status in patients with systemic lupus erythematosus. Journal of Rheumatology 1999; 26: 2352-56.

¿Mi aspecto físico puede modificarse con el tratamiento de LES?

Siendo el lupus eritematoso sistémico una enfermedad crónica que requiere de diversos medicamentos para su control, existe la posibilidad de que estos modifiquen no sólo el aspecto físico sino el emocional (afectivo) porque padecer la enfermedad, en algunos casos puede condicionar que los pacientes sientan rechazo hacia su persona o bien desarrollen depresión.

En un estudio realizado en el Hospital Central Sur de PEMEX en el que se realizó una encuesta a mujeres que tenían lupus, con una edad promedio de 40 años y que tuvo como objetivo conocer cómo influía la enfermedad sobre el área física y emocional, se observó que el tiempo promedio de padecer la enfermedad era de 5 años; más de 90% tomaban al menos 6 medicamentos, la mitad de ellas dijo que los tomaba para evitar que su enfermedad avanzara y 40% para sentirse bien. El 60% tomaba esteroides (prednisona).

Entre otros resultados destaca que el 60% manifestó que la enfermedad le provocaba inseguridad; la mitad de las pacientes tenía una preocupación excesiva por la enfermedad. Otras modificaciones en la conducta fueron que las pacientes tenían tendencia a aislarse del núcleo familiar después de haberse enterado que padecían lupus y algunas desarrollaron conductas agresivas o se deprimieron.

Un buen porcentaje de estas pacientes notaron cambios en su cuerpo, principalmente en su cara, los brazos, las piernas y menos frecuentemente en el tronco y que atribuyeron a la enfermedad.

En relación a los medicamentos, las pacientes los asociaron al desarrollo de edema (lo que comúnmente se llama hinchazón) de la cara y piernas, aumento del vello en la cara y aumento de peso.

Todas estas alteraciones pueden condicionar que las pacientes sientan rechazo hacia su persona o que no se sientan a gusto consigo mismas lo que condiciona depresión y/o ansiedad.

Es importante destacar que el 40% de las pacientes atribuía a la mala suerte el padecer lupus, lo cual es una idea que deben desechar.

Estos resultados reflejan en buena parte la percepción de que el lupus y/o su tratamiento modifican el aspecto físico y emocional, por lo que es importante que las personas tengan la mayor información acerca de su padecimiento. Es recomendable que todas las dudas sean comentadas con el médico. Esta enfermedad como se ha comentado en otros capítulos no es producto de la casualidad ni de la mala suerte. En la actualidad se cuenta con mayor información de cómo tratarla, que aunque no es curable, si se puede controlar. Es fundamental que los pacientes y sus familiares tengan una buena comunicación con el reumatólogo, quien con su experiencia y conocimientos irá determinando los pasos a seguir. Es fundamental que los pacientes conozcan bien su enfermedad, el tratamiento que reciben y de sus posibles efectos secundarios para valorar el riesgo y el beneficio de recibirlos.

Muchas de las conductas observadas en las pacientes pueden pasar desapercibidas en caso de no ser expresadas a la familia, los amigos o al médico.

Referencias

Ventura L, Vargas M. Percepción de imagen corporal, modificaciones comportamentales y afectivas en pacientes con LEG. Revista Mexicana de Reumatología 2006.

¿Por cuánto tiempo debo tomar los medicamentos para el control del LES?

Para responder a esta pregunta debemos retomar algunos aspectos importantes en la definición del LEG. En primer lugar, se considera al LEG como una enfermedad crónica, esto significa que hasta hoy no existe un tratamiento que pueda curar el LEG de manera definitiva. En otras palabras, se trata de una enfermedad incurable y por lo tanto, los enfermos de LEG deberán recibir atención médica de manera permanente. Esto no significa que deberán de tomar medicamentos de manera continua. Los enfermos de LEG pueden tener periodos de inactividad de la enfermedad, incluso llegar a un estado de remisión, que permitirá el empleo de una cantidad mínima de medicamentos, de dosis bajas de los mismos y en algunos casos, sólo vigilancia médica.

El segundo aspecto importante que debemos considerar, es que el LEG es una enfermedad autoinmune. Esto quiere decir que, aunque existen otros factores a considerar en el origen y en la reactivación de la enfermedad, la alteración principal en los pacientes con LEG parece ser un trastorno que desvía el ataque del sistema inmune hacia diferentes órganos y tejidos del propio individuo.[1] Es por ello que uno de los pilares en el tratamiento del LEG son los fármacos inmunosupresores, i.e. esteroides, antimaláricos, azatioprina, ciclofosfamida y otros. La consecuencia lógica por el uso de este tipo de medicamentos es el incremento en el riesgo de infecciones, incluyendo infecciones por gérmenes oportunistas.[2] Por esta razón, una de las reglas generales en el tratamiento con inmunosupresores, es el uso del menor número de medicamentos y a la menor dosis posible, suficiente para mantener el control de la enfermedad con el menor riesgo para el enfermo.

Existen algunas situaciones en las que los medicamentos se deben suspender de manera permanente, generalmente por alergia o por reacciones graves o inadmisibles para los pacientes. En el caso de los antimaláricos, cloroquina e hidroxicloroquina, es aconsejable una valoración oftalmológica cada seis meses, ya que el depósito de este fármaco en la retina es una indicación para discontinuar de manera permanente cualquiera de ellos.[3] Con mayor frecuencia, ocurren reacciones adversas leves o menores, las cuales desaparecen o mejoran con un ajuste en la dosis o con una suspensión temporal del medicamento.

En conclusión el tratamiento inmunosupresor para el LEG es un tratamiento dinámico, que debe ser modificado en cada consulta en base a la actividad de la enfermedad y a la respuesta del enfermo. Este tratamiento podría ser permanente, si la situación así lo amerita, en cuyo caso deberá ser vigilado de forma periódica por el reumatólogo. Recordando que la vigilancia de los pacientes con LEG debe ser continua, aún durante las etapas de remisión en las que podría no requerir tratamiento farmacológico.

Referencias

1. Rhaman A, Isenberg AD. Systemic lupus erythematosus. N Engl J Med 2008; 358: 929-39.
2. Hernández C, Tapia N, Villa R, Reyes E, Cardiel MH. Risk factors associated with mortality in systemic lupus erythematosus. A case-control study in a tertiary care center in México City. Clin Exp Rheumatol 2001; 19: 395-401.
3. Tehrani R, Ostrowski RA, Hariman R, Jay WM. Ocular toxicity of hydroxychloroquine. Semin Ophthalmol. 2008; 23(3): 201-9.

¿La cortisona (esteroides) puede causarme más daños o beneficios? Si mi médico me lo prescribe ¿debo tomarla?

Los esteroides (cortisona) son medicamentos frecuentemente indicados en el tratamiento de diversas enfermedades reumáticas, como la artritis reumatoide o el lupus eritematoso sistémico, sólo por mencionar algunas. En general, los esteroides tienen beneficios importantes a corto plazo para el control de los síntomas y signos del paciente, como el dolor y la inflamación articular, la rigidez articular así como otras afecciones más graves, como a nivel del pulmón, la sangre o los riñones. No obstante, el uso crónico y las dosis altas de los esteroides pueden ocasionar un buen número de complicaciones por la forma como actúan estas medicinas; entre las más frecuentes se encuentran estrías cutáneas, moretones sin causa aparente, acné, sobrepeso, elevación de la presión arterial, del colesterol, mayor número de infecciones y osteoporosis. Como regla, a mayor dosis y tiempo de administración de estos medicamentos, más grave es la enfermedad; sin embargo, en general los beneficios son mayores al riesgo de tomarlos y no todos los pacientes desarrollarán estas complicaciones ni con la misma severidad. Por ello tu médico prescribe idealmente la menor dosis y para el menor tiempo posible de los esteroides, pera que logren el control de la enfermedad. Es muy importante que el paciente recuerde que los esteroides no son un medicamento para el dolor y que requieren de una prescripción supervisada por su médico, ya que su uso indiscriminado ocasiona una mayor posibilidad de presentar las complicaciones previamente referidas. Además existen diferentes formas de esteroides en el mercado, con distintas presentaciones, dosificaciones y vías de administración. No siempre los esteroides están indicados para todos los pacientes que sufren alguna enfermedad reumática, ni la misma dosis en distintos momentos de la evolución de la enfermedad, por lo que su médico es el que prescribirá el preparado, la dosis y la vía de administración que más le convenga para su tratamiento. Además, cabe mencionar que los esteroides no se consideran el tratamiento definitivo para las enfermedades reumáticas (salvo en algunas excepciones) y frecuentemente son asociados a otros fármacos más específicos para lograr el control de estas enfermedades. El seguir cuidadosamente las indicaciones de su médico le ayudará a minimizar los riesgos e incrementar el beneficio de estos medicamentos.

¿Cómo se realiza el monitoreo o seguimiento de mi enfermedad?

El monitoreo o seguimiento debe efectuarse de manera regular, independientemente de que el paciente se sienta bien porque en ocasiones la enfermedad no da síntomas. El seguimiento debe efectuarlo idealmente un reumatólogo hasta que la enfermedad esté controlada o "en remisión", en cuyo caso podrá ser seguido por el internista.

Al valorar a un paciente, vigilamos como está la enfermedad, y, además si los medicamentos no han producido ningún efecto secundario que requiera ajustar la dosis o cambiar de tratamiento.

Los exámenes que se solicitan son altamente variables dependiendo de las manifestaciones o gravedad de la enfermedad, pero en general, lo mínimo requerido es una biometría hemática, química sanguínea, eritrosedimentación y examen general de orina. Para valorar la actividad de la enfermedad se solicitan anticuerpos antinucleares, anticuerpos anti ADN y niveles de complemento. Al principio los pacientes se revisan cada mes y una vez controlados pueden verse cada tres o cuatro meses.

Hay situaciones que requieren un seguimiento más estrecho como el embarazo o el daño renal o al sistema nervioso.

El éxito, el pronóstico y la calidad de vida pueden mejorar si el paciente tiene un seguimiento adecuado y cercano por parte de su médico.

Referencias

Cedars-Sinai Medical Center, David Geffen School of Medicine at UCLA, Los Angeles, CA, USA. Improving the prognosis of SLE without prescribing lupus drugs and the primary care paradox. Lupus. 2008; 17(2): 91-2.

Cook RJ, Gladman DD, Pericak D, et al. Prediction of short term mortality in systemic lupus erythematosus with time dependent measures of disease activity. J Rheumatol. 2000; 27(8): 1892-5.

Doria A, Iaccarino L, Ghirardello A, et al. Long-term prognosis and causes of death in systemic lupus erythematosus. Am J Med. 2006; 119(8): 700-6.

Fernández M, Alarcón GS, Apte M, et al. LUMINA Study Group. Systemic lupus erythematosus in a multiethnic US cohort: XLIII. The significance of thrombocytopenia as a prognostic factor. Arthritis Rheum. 2007; 56(2): 614-21.

Ginzler EM, Diamond HS, Weiner M, et al. A multicenter study of outcome in systemic lupus erythematosus. I. Entry variables as predictors of prognosis. Arthritis Rheum. 1982; 25(6): 601-11.

Gladman DD. Prognosis of systemic lupus erythematosus and factors that affect it. Curr Opin Rheumatol. 1992; 4(5): 681-7.

Hanly JG, Urowitz MB, Su L, et al. Short-term outcome of neuropsychiatric events in systemic lupus erythematosus upon enrollment into an international inception cohort study. Arthritis Rheum. 2008; 59(5): 721-9.

Hochberg M, Silman A, Smolen J. Practical Rheumatology, third edition. Elsevier limited; 2004: 433-5.

Pons EBA, Catoggio LJ, Cardiel MH, et al. The GLADEL multinational Latin American prospective inception cohort of 1,214 patients with systemic lupus erythematosus: ethnic and disease heterogeneity among "Hispanics". Medicine (Baltimore). 2004; 83(1): 1-17.

Reveille JD, Bartolucci A, Alarcón GS. Prognosis in systemic lupus erythematosus. Negative impact of increasing age at onset, black race, and thrombocytopenia, as well as causes of death. Arthritis Rheum. 1990; 33(1): 37-48.

Strand V, Gladman D, Isenberg D, et al. Outcome measures to be used in clinical trials in systemic lupus erythematosus. J Rheumatol. 1999; 26(2): 490-7.

Swaak AJ, Nossent JC, Bronsveld W, et al. Systemic lupus erythematosus. I. Outcome and survival: Dutch experience with 110 patients studied prospectively. Ann Rheum Dis. 1989; 48(6): 447–54.

Ward MM, Pyun E, Studenski S. Long-term survival in systemic lupus erythematosus. Patient characteristics associated with poorer outcomes. Arthritis Rheum. 1995; 38(2): 274-83.

Zonana NA, Yáñez P, Jiménez BFJ, Camargo-Coronel A. Disease activity, damage and survival in Mexican patients with acute severe systemic lupus erythematosus. Lupus. 2007; 16(12): 997-1000.

¿El curso o forma de presentación del LES, es igual en todos los pacientes?

El LES es una enfermedad que se puede llamar heterogénea, que a diferencia de otras enfermedades puede considerarse impredecible. Se conoce poco del porqué su presentación en cada paciente es diferente, en algunos casos las manifestaciones clínicas afectan inicialmente la piel de la cara con la aparición de enrojecimiento en las mejillas y el dorso de la nariz a menudo después de la exposición solar, a éstas lesiones se les denomina en “alas de mariposa” y su aparición suele relacionarse al diagnóstico de la enfermedad, lo cual no es totalmente cierto, en primer lugar porque varía de 50 a 75% de los enfermos las lesiones de la piel y en segundo lugar porque hay enfermedades cutáneas que por su semejanza habrá que distinguirlas; una de ellas la rosácea de los niños y gente blanca y reactiva a los rayos solares o entre otras la dermatitis seborreica que afecta la cara, por ello le corresponde al médico experto hacer estas diferencias.

También en la piel pueden aparecer lesiones en el tórax, el abdomen o las extremidades, incluyendo las palmas de las manos, que son desde ronchas rosadas, hasta de color violáceo, a veces con los bordes resaltados y que pueden o no confluir, es decir redondas o dispersas, cuando ello sucede el médico frecuentemente propondrá la realización de una biopsia de piel para su estudio y complemento del diagnóstico, lo cual no debe preocupar porque la técnica se realiza en el consultorio y es una muestra pequeña que se obtiene con un piquetito de anestesia.

Con relación a la piel y sus anexos como cabello y uñas, se pueden presentar caída del cabello en forma diferente con la calvicie hereditaria o la relacionada con el estrés, o secundaria al uso de medicamentos como los usados para el tratamiento de algunas enfermedades como los tumores. También de acuerdo a la gravedad del LES es posible necesitar tratamientos médicos que pueden provocar la caída del cabello, sin embargo este daño es transitorio y su recuperación es al 100%.

El sistema músculo esquelético es quizá de lo más afectado en el paciente con LES, llegando a más de 90% su participación en el transcurso de la enfermedad, ocasionando dolor e inflamación en músculos y articulaciones, lo que justifica que sea el médico reumatólogo el médico tratante responsable y sea éste quien coordine las interconsultas y valoraciones médicas de otros especialistas.

Como el LES es una enfermedad que se considera sistémica, esto es, puede afectar a cualquier órgano, aparato o sistema, algunas veces afecta a las células de la sangre como son los glóbulos rojos, los blancos y las plaquetas, provocando anemias entre las que puede encontrarse una variedad llamada hemolítica que se observa en 10 a 38% de los enfermos, en ellos hay la destrucción de los glóbulos rojos o eritrocitos por la formación de anticuerpos y se requiere de estudio intrahospitalario para su tratamiento oportuno.

La baja de glóbulos blancos a menudo es un dato de gran valor para considerar en algunos pacientes la actividad de la enfermedad, específicamente la disminución de los linfocitos, aunque esto no ocurre en todos los pacientes.

También es posible encontrar alteraciones de corazón, las arterias y las venas, por la presencia de derrames, es decir líquido libre en el pericardio que es el tejido que rodea al corazón, afección de las válvulas cardiacas o inflamación del músculo del corazón, lo que puede ocasionar desde dolor en el pecho, aceleramiento de la frecuencia cardiaca o el pulso, hasta la dificultad o falta de aire, durante las caminatas y en casos de mayor severidad incluso durante el reposo sentado y en cama. Esto se presenta aproximadamente en 18% de los casos. Aunque suene angustiante, un tratamiento médico adecuado y oportuno pueden revertir estos cambios con la mejoría evidente del estado clínico.

La afección de arterias y venas es por inflamación de sus paredes, se conoce como vasculitis o inflamación de los vasos, lo que provoca la disminución del paso de sangre por ellas y puede ocasionar daño de los órganos. Puede ser necesaria la biopsia para una mejor integración del diagnóstico. Su control y tratamiento en la actualidad es en forma cercana a 100%, requiere de la colaboración de médicos expertos y la consistencia, es decir la cooperación del propio paciente en el seguimiento de indicaciones y la toma de sus medicamentos.

El aparato respiratorio se afecta alrededor de 30%, pudiendo dar neumonías o derrames pleurales, que a semejanza con los pacientes con las alteraciones cardiacas mencionadas, dan manifestaciones similares y su control oportuno da mejoría clínica, a menudo se requiere la hospitalización.

Menos frecuente es la afección del sistema nervioso, sin embargo a veces se presentan lesiones de arterias cerebrales, graves, que requieren de estudios llamados de gabinete para su diagnóstico, y en gran medida son controlables. También pueden afectarse las raíces nerviosas provocando neuropatías de segmentos corporales, o polineuropatías que a menudo son manifestaciones clínicas de manejos tórpidos y requieren, constancia y complementos rehabilitatorios.

El aparato digestivo suele afectarse por los medicamentos que utilizamos para su control, por la presencia de gastritis que mal cuidada puede dar incluso sangrados y en su caso requieren de control hospitalario, Sin embargo aunque no frecuente puede presentarse vasculitis de las arterias o venas del intestino, lo que ocasiona un cuadro severo y grave que requiere control intrahospitalario.

He dejado al último la afección del órgano que se daña en mayor o menor forma durante la evolución de la enfermedad: el riñón, siendo este un órgano muy vascularizado, la enfermedad tiene afinidad por éste en formas por demás diversas, algunas leves y otras veces severas o aun graves, lo más curioso y es que cabría pensar que la orina producida por el propio riñón, nos daría muchas respuestas, para identificar el tipo de daño renal, lo cual no es así. Por ello es indispensable realizar una biopsia renal para determinar el tipo de lesión y así ajustar el tratamiento.

No hay que asustarse, el médico tiene muchos argumentos clínicos y de laboratorio para sugerir el momento adecuado para realizar la biopsia de riñón, siendo ésta la maniobra ahora segura y como ya comenté indispensable.

Como verán cada paciente tiene su propia historia, con inicio diferente, con afección también diferente, por lo que sólo el profesional médico experimentado puede integrar el diagnóstico, sugerir el control de acuerdo al caso y circunstancias específicas, es deseable formar grupos de pacientes para resolver sus dudas, con otros pacientes en coordinación con médicos reumatólogos expertos, nutricionistas y otros profesionales de la salud para vivir en lo posible sin temores injustificados, evitar la incertidumbre y angustia, derivado de la falta de conocimiento de quienes rodean al enfermo con lupus, quienes en forma bien intencionada confunden al propio enfermo.

Referencias

Imboden J, Hellmann DV, Stone HG. Current rheumatology, diagnosis and treatment.

Klippel JH, et al. Principios de las enfermedades reumáticas. Artritis Foundation, USA 2001.

Segura GB. Principales enfermedades reumáticas en México, 2005.

¿Cuáles son las complicaciones que puedo tener si tengo LES?

El lupus eritematoso sistémico o generalizado (LES), es una enfermedad de causa desconocida que afecta en forma generalizada al organismo y que tiene un sustrato autoinmune, es decir el organismo forma defensas contra el mismo organismo y que afecta principalmente a mujeres jóvenes alrededor de los 25 años, pero puede afectar a niñas y mujeres después de la menopausia.

Puede afectar prácticamente cualquier órgano de la economía y por lo mismo sus manifestaciones son muy variadas desde alteraciones cerebrales, oculares, cardiacas, de la piel, riñones, etc., y por lo tanto las complicaciones serán también muy variadas.

Podemos dividir las complicaciones en aquellas producidas por la misma enfermedad y otras secundarias a los tratamientos utilizados, y en muchas de ellas influyen los dos factores.

Comenzaremos mencionando que una complicación frecuente en los pacientes con LES son las infecciones.

¿Por qué los pacientes con LES se infectan más fácilmente?

Una persona con lupus es más susceptible de infectarse por dos razones importantes:

1. El lupus afecta directamente al sistema inmu-

ne o de defensa de las personas y disminuye su capacidad para enfrentar y prevenir las infecciones.

2. Muchos de los medicamentos utilizados para el tratamiento de la enfermedad, disminuyen la función del sistema inmune y por lo tanto predisponen a la persona para tener más infecciones.

Los esteroides, conocidos genéricamente por los pacientes como cortisona y los inmunosupresores como la azatioprina, ciclofosfamida y otros, aumentan la susceptibilidad de los pacientes a las infecciones porque estos suprimen tanto al sistema inmunológico normal y anormal, sin embargo el controlar la actividad de la enfermedad puede ser más importante que el peligro que el tratamiento pueda facilitar las infecciones.[1]

El riesgo de infección está directamente ligado a la dosis de la cortisona y al tiempo de administración, una dosis diaria de 20 mg de prednisona es suficiente para incrementar el riesgo de infección, por lo que frecuentemente el médico debe intentar manejar la menor dosis necesaria para el control de la enfermedad y por el menor tiempo posible para disminuir ese riesgo.

Efecto directo de la enfermedad sobre el sistema inmunológico.

Las personas con lupus tienen anormalidades en su sistema inmunológico, por lo que son más susceptibles de desarrollar infecciones aún cuando no estén tomando cortisona, pero si además la toman, el riesgo se incrementa en forma importante aún a dosis bajas.

Las infecciones en personas con lupus pueden dividirse en dos categorías:

1. La primera categoría incluye infecciones por organismos que pueden producir infecciones en personas con lupus o sanas como el estreptococo y estafiloco que afectan principalmente las vías aéreas, piel y otras.
2. La segunda categoría consiste en infecciones por gérmenes "oportunistas" que son aquellos que normalmente no producen infección hasta que las defensas de las personas se debilitan y estas son de tres tipos principales:
   a) Hongos.
   b) Parásitos.
   c) Protozoarios.

La mayoría de las infecciones son de fácil control y generalmente pueden ser tratadas sin necesidad de hospitalización y frecuentemente afectan vías respiratorias y vías urinarias.[2]

Además los pacientes con lupus tienden a tardar más tiempo en recuperarse de la infección que las personas que no tienen la enfermedad. Tienen más riesgo de desarrollar infecciones por agentes específicos como Salmonella que es una bacteria y uno de sus tipos produce la fiebre tifoidea, herpes zoster (un virus) o Candida (un hongo).

Cualquier persona con lupus que presente fiebre debe ser cuidadosamente evaluada, especialmente si toma medicamentos como naproxén, paracetamol, y otros que disminuyen la temperatura y pueden ocultar la infección. La fiebre en pacientes con lupus puede ser producida por infección propiamente dicha, por reacción a medicamentos y actividad inflamatoria del mismo lupus, por lo que debe ser evaluado por el médico ya que en las tres circunstancias el tratamiento será diferente, ya sea con antibióticos, suspender el medicamento que pueda estar produciendo la fiebre y posiblemente aumentar la cortisona para controlar la actividad de la enfermedad.

Las infecciones en los pacientes con lupus deben ser tratadas igual que en los pacientes sin la enfermedad, tratando de elegir el mejor antibiótico para cada paciente en particular teniendo en cuenta la localización y gravedad de la infección, sus antecedentes de alergias, gastritis, etc.

Los pacientes con lupus y que toman medicamentos que les bajan sus defensas deben tratar de evitar el contacto con personas enfermas de vías respiratorias, evitar acudir a lugares cerrados y muy concurridos, comer en lugares donde preparen los alimentos en forma higiénica.

El uso de vacunas para evitar infecciones puede ser permitido en pacientes con lupus, aunque se prefiere que dichas vacunas no contengan bacterias o virus vivos a los cuales les han disminuido su fuerza (atenuados), ya que en los pacientes que toman medicamentos como azatioprina o ciclofosfamida pudieran producir la enfermedad de la cual quieren protegerse, se pueden utilizar vacunas con fragmentos de virus o bacterias que no pueden producir la enfermedad pero sí producen la formación de defensas contra esas enfermedades como la vacuna del neumococo o la influenza.

Hipertensión arterial

La elevación de presión sanguínea es una complicación frecuente en los pacientes con lupus y que generalmente puede deberse a que el riñón puede estar inflamado por la enfermedad y una de las manifestaciones de esto es que se suba la presión, pero además puede elevarse también como consecuencia del tratamiento con cortisona, a mayor dosis de ésta más posibilidades hay que el paciente presente hipertensión arterial. El médico tratante debe estar muy pendiente de este dato y si llega a presentarse deberá investigar primero la posibilidad de afección del riñón y de cualquier manera iniciar el tratamiento necesario para controlar la presión, ya que esta puede causar problemas en otros órganos como el cerebro y el corazón y sobre el mismo riñón.

El tratamiento con cortisona también puede producir la aparición de diabetes mellitus y junto con ella elevación de las grasas en la sangre que juntos contribuyen a que las arterias se endurezcan (aterosclerosis) y produzcan problemas en el cerebro y el corazón.[3]

Cataratas

La opacidad del cristalino, que es propiamente la lente del ojo que nos permite enfocar puede opacificarse y formar las conocidas cataratas, lo que dificulta la visión hasta el grado de perder totalmente la vista. Esta opacificación puede ser secundaria a golpes en los ojos, aparecer con la edad, pero en los pacientes con lupus pueden aparecer muy frecuentemente con el uso de la cortisona y además aumentar la presión dentro del ojo, lo que se llama glaucoma y que contribuye también a la posibilidad de ceguera en los pacientes.

Las cataratas pueden prevenirse con el uso de lentes que tengan protección ultravioleta, utilizando la dosis de cortisona mínima necesaria por el menor tiempo posible para mantener controlada la enfermedad. Pueden ser operadas y el paciente recuperar la visión y debe además vigilarse la presión dentro del ojo con revisiones por el oftalmólogo (médico especialista en los ojos) para detectar y tratar oportunamente el glaucoma.

Osteoporosis

La osteoporosis es una condición en la que los huesos se hacen menos fuertes y susceptibles de tener una fractura que resulte en dolor, importante limitación funcional.

Existen factores de riesgo bien definidos para desarrollar osteoporosis:

1. Antecedentes familiares de osteoporosis.
2. Mujeres, principalmente en estado menopáusico o mujeres que tuvieron su menopausia a edad muy temprana, ya sea por efecto de medicamentos o por haberles quitado los ovarios.
3. Personas que utilicen algunos medicamentos como cortisona y sus derivados.
4. Poco aporte de calcio en la dieta.
5. Personas que tienen muy poca actividad física (sedentarias).
6. Tabaquismo.
7. Ingesta abundante de bebidas alcohólicas.

Las personas con lupus tienen más riesgo de desarrollar osteoporosis, principalmente el tratamiento que reciben para controlar la enfermedad, sobre todo la cortisona y por otro lado el dolor, la fatiga, la inflamación de las coyunturas hacen que los pacientes tengan muy poca actividad física, lo que hace que pierdan más hueso y además, la mayoría de los pacientes que padecen lupus son mujeres, las que tienen mayor riesgo de desarrollar la osteoporosis.[4]

Las estrategias de prevención de osteoporosis en pacientes con lupus no son muy diferentes de las usadas en personas sin la enfermedad.

Nutrición

Una dieta rica en calcio y vitamina D es importante para tener unos huesos sanos y pueden obtenerse de alimentos como productos lácteos, pero también pueden utilizarse suplementos de calcio y vitamina D.

La vitamina D se sintetiza en la piel por efecto de la luz ultravioleta del sol, sin embargo la exposición prolongada al sol no se recomienda a pacientes con lupus, ya que esto puede reactivar su enfermedad y entonces es preferible utilizar suplementos comerciales de vitamina D.

Ejercicio

Como los músculos, los huesos son un tejido vivo que responde al ejercicio haciéndose más fuertes. Los ejercicios indicados deben ser con algo de carga como caminar y bailar.

Estilo de vida

Tratar de evitar el hábito de fumar, disminuye el riesgo de osteoporosis, al igual que evitar el beber en exceso, ya que además de producir osteoporosis, tienen más riesgo de caer y fracturarse. En los pacientes que toman cortisona pueden recibir tratamiento con medicamentos que ayudan a disminuir el riesgo de osteoporosis como alendronato, risedronato y suplementos de calcio y vitamina D.[5]

Osteonecrosis

La osteonecrosis significa el debilitamiento de los huesos al no llegar un aporte de sangre adecuado a los mismos y existen algunas regiones del esqueleto especialmente en riesgo de que no les llegue sangre por diversas razones, principalmente el uso crónico de cortisona ocasiona alteraciones en los niveles de grasas en la sangre y estos niveles alterados, principalmente elevados hacen que la sangre no circule adecuadamente y no llegue como debiera a algunas zonas de los huesos como las caderas, las rodillas, algunos huesos de los tobillos y los hombros. Sin embargo la misma enfermedad puede producir la osteonecrosis aún sin estar tomando cortisona y probablemente se deba a inflamación de las arterias que llevan la sangre a esas áreas producida por la enfermedad y denominamos vasculitis.[6]

Aterosclerosis y enfermedad coronaria

La aterosclerosis es el endurecimiento de las arterias y venas por el depósito de colesterol y otras grasas en la pared de los vasos formando una placa llamada ateroma y reduce el paso de la sangre a través de los mismos y cuando esto sucede en las arterias coronarias, que llevan la sangre para nutrir al corazón, se produce angina de pecho y hasta un infarto. En los pacientes con lupus, el uso crónico de cortisona y la misma enfermedad condicionan un proceso de aterosclerosis acelerada y si además la enfermedad se manifiesta por una mayor tendencia a producir trombosis en diversas áreas y que se denomina síndrome antifosfolípido, los pacientes tendrán más riesgo de tener un infarto a edad temprana.[7-8]

Mención aparte merece el embarazo y sus complicaciones en pacientes con lupus, ya que como sabemos es una enfermedad que predomina en el sexo femenino y durante la edad reproductiva de la mujer.

Complicaciones trombóticas

El embarazo normal es un periodo de riesgo elevado de trombosis, ya que la matriz al ir creciendo comprime la vena cava que es la más importante a nivel del abdomen, al comprimirla, dificulta el regreso de la sangre hacia el corazón, haciendo que la sangre circule más lentamente y la sangre se estanca en las piernas condicionando mayor riesgo de trombosis. Las mujeres embarazadas hacen menor actividad física y se producen durante el embarazo alteraciones en diversos factores de la coagulación lo que en conjunto produce un riesgo aumentado de trombosis en órganos vitales como pulmón y cerebro lo que puede llevar a la muerte.

Las pacientes que tienen lupus y además síndrome antifosfolípido, tienen un riesgo mucho más elevado para tener trombosis, además de mayor posibilidad de abortos y frecuentemente requieren de tratamiento con anticoagulantes o aspirina a dosis bajas para disminuir el riesgo de trombosis.

Las mujeres embarazadas y que además padecen lupus, tienen mayor riesgo de reactivarse de su enfermedad y además de tener más abortos que las mujeres sin la enfermedad. Además tienen mayor tendencia a desarrollar una complicación del embarazo que se llama toxemia del embarazo en la que se les eleva en forma considerable la presión arterial, retienen líquidos y tiran muchas proteínas en la orina y pueden llegar a convulsionar y correr riesgo de morir si no se termina rápidamente con el embarazo por medio de una cesárea.[9]

Finalmente los pacientes con lupus pueden tener un riesgo mayor de desarrollar cierto tipo de tumores de los ganglios linfáticos y que se denominan linfomas, otros tipos de cáncer no se ha demostrado que sean más frecuentes que en las personas que padecen la enfermedad. Es muy probable que también influyan los medicamentos utilizados para el control de la enfermedad, especialmente la ciclofosfamida, la cual también está implicada en el desarrollo de cáncer de vejiga en los pacientes que reciben este medicamento por tiempo prolongado y sobre todo cuadro se administra vía oral. Ese riesgo se disminuye en forma importante al aplicarlo por la vena y con la protección de un medicamento que contrarresta los efectos del medicamento sobre la vejiga.[10]

Como hemos visto, la enfermedad de lupus es muy compleja, con posibilidades de desarrollar muchas alteraciones y una gran variedad de complicaciones por lo que este tipo de pacientes debe recibir una atención multidisciplinaria, es decir por muchos especialistas como ginecólogos, cardiólogos, ortopedistas, hematólogos, etc., todos ellos coordinados por el reumatólogo, que es el especialista en este tipo de enfermedades y no recurrir a terapias alternas que pueden dilatar la detección y tratamiento oportuno y adecuado de las complicaciones.

Referencias

1. Mok CC, Mak A, Chu WP, ToCH, Wong SN. Long term survival of southern Chinese patients with systemic lupus erythematosus, a prospective study of all age-groups. Medicine (Baltimore) 2005;84:218-24.
2. Hidalgo TC, Jiménez AJ, de Dios LJ, Tallada M, Martínez BA, Sabio JM, Urinary tract infecctions and lupus erythematosus. Ann Rheum Dis, 2004; 63: 431-7.
3. Bruce IN, Urowitz MB, Gladman DD, Ibáñez D, Steiner G. Risk factors for coronary heart disease in women with systemic lupus erythematosus, The Toronto Risk Factor Study. Arthritis Rheum 2003; 48: 3159-67.
4. Gilboe IM, Kviem TK, Haugeberg G, Husby G, Bone mineral density in systemic lupus erythematosus, comparison with rheumatoid arthritis and healthy controls. Ann Rheum Dis 2000; 59: 110-5.
5. Recomendaciones de la Lupus Fundation of America.
6. Gladman DD, Urowitz MB, Chaudhry AV, et al. Predictive factors for symptomatic osteonecrosis in patients with systemic lupus erythematosus. J Rheumatol 2001; 28: 761-5.
7. Asanuma Y, Oeser A, Shintani AK, Turner E, Olsen N, Fazio S, et al. Premature coronary artery atherosclerosis in systemic lupus erythematosus, N Engl J Med 2003; 349: 2407-15.
8. Jiménez S, García CMa, Taséis D, Reventer JC, Cervera R, Gilabert MR, et al. Pre-clinical vascular disease in systemic lupus erythematosus and primary antiphospholipid syndrome. Rheumatology (Oxford) 2005;44:756-61.
9. Ruiz IG, Kamashta MA , Hughes GRV. Systemic lupus erythematosus and antiphospholipid syndrome during

pregnancy: Maternal and fetal complications and their management, IMAJ 2000; 2: 462-9.

10. Abu-Shakra M, Gladman DD, Urowitz MB. Malignancy in systemic lupus erythematosus, Arthritis Rheum 1996; 39: 1050-4.

¿Qué medicamentos son seguros durante el embarazo en una paciente con *LES*?

El lupus es una enfermedad que afecta más comúnmente a mujeres en etapa reproductiva, por lo tanto el embarazo es una condición que se vuelve frecuente en estas pacientes. El uso de medicamentos durante el embarazo es necesario la mayoría de las veces por diversas razones, entre otras:

- Es ideal que la madre esté en buenas condiciones, esto es, libre de actividad de la enfermedad, para evitar complicaciones en el producto. Es mejor, inclusive que el embarazo sea planeado y bajo aprobación médica para un mejor desenlace.
- La reactivación de la enfermedad es relativamente frecuente durante la gestación, y si ese fuera el caso, la madre requerirá del uso de algunos medicamentos para el control de la actividad del lupus.

  Sin embargo, el uso de los medicamentos durante la gestación se encuentra limitado por la probabilidad de afectar al producto en formación. Antes de mencionar medicamentos en particular, vale la pena resaltar algunos principios generales sobre su prescripción durante el embarazo:

- Todo medicamento administrado durante un embarazo conlleva un riesgo potencial de afectar al bebé, por lo que los riesgos y beneficios deben de ser platicados con su reumatólogo.
- Se deben administrar el menor número de medicamentos a las menores dosis posibles que logren el control de la enfermedad durante el embarazo.

Dicho lo anterior, a continuación describo los medicamentos que pueden administrarse durante el embrazo y aquellos que están contraindicados.

Medicamentos permitidos

Los esteroides, como la prednisona, pueden administrarse a lo largo de todo el embarazo; sin embargo, en la medida de lo posible deben evitarse dosis altas (>30 mg al día), ya que puede haber un incremento en riesgo de padecer infecciones e hipertensión arterial en la madre y los bebés pueden nacer con un peso menor al promedio y antes de tiempo (prematuros).

El uso de analgésicos y antiinflamatorios (como el paracetamol, naproxeno, ibuprofeno o diclofenaco) están permitidos en los primeros siete meses del embarazo; pasado este tiempo deben de evitarse por el riesgo de complicaciones cardiovasculares y renales en el bebé. También se permite el uso de aspirina a dosis bajas.

En general, la cloroquina y la hidroxicloroquina son medicamentos de uso seguro durante toda la gestación.

De los medicamentos inmunosupresores (aquellos que bajan las defensas de las pacientes), se permite el uso de azatioprina y ciclosporina A en dosis controladas y vigilando los exámenes de laboratorio de las pacientes.

Las heparinas se puede utilizar durante la gestación con un riesgo mínimo de complicaciones para la madre y el bebé.

Medicamentos no permitidos

El metotrexato, la ciclofosfamida y el micofenolato de mofetilo tienen un riesgo alto de presentar complicaciones en el producto, incluyendo malformaciones congénitas, por lo que su uso debe evitarse (sobre todo en los tres primeros meses de la gestación).

El uso de anticoagulantes orales (warfarina o acenocumarina) es riesgoso debido también a la posibilidad de malformaciones congénitas (al usarse en los tres primeros meses del embarazo).

No existe suficiente experiencia con el uso de los nuevos medicamentos biológicos (como el rituximab), por lo que no son recomendables durante el embarazo.

Por último, cabe mencionar que el uso de medicamentos durante la lactancia es todavía más restringido, debido a que muchos de ellos pasan hacia la leche y pueden afectar al bebé. En general, se permite usar analgésicos, antiinflamatorios, dosis bajas de aspirina, prednisona, cloroquina e hidroxicloroquina. El resto de los arriba mencionados deben evitarse.

Referencias

Ostensen M, Khamastha M, Lockshin M, et al. Anti-inflammatory and inmmunosuppressive drugs and reproduction. Arthritis Res Ther 2006;8:209.

Saavedra-Salinas MA. Uso de medicamentos en situaciones especiales. Embarazo y lactancia. En: Reumamecum. Publicaciones Permanyer. Barcelona, España. 2008, páginas 245-249

Saavedra-Salinas MA, Carrillo-Vázquez SM, Jara-Quezada LJ, Miranda-Limón JM. Tratamiento del lupus eritematoso sistémico en la paciente embarazada. Reumatol Clin 2005;1(supl 2):S46-S51.

¿Cuál es el tratamiento del *LES*?

El tratamiento en el lupus eritematoso sistémico (LES), es un tema complejo, debido a que la gama de manifestaciones clínicas o bioquímicas en esta entidad son múltiples y muy variadas, es así que será más sencillo el desarrollar cada uno de los fármacos utilizados en esta enfermedad e incluir en cada uno de ellos las indicaciones terapéuticas.

Sin embargo existen ciertas indicaciones generales que vale la pena mencionar, estas son:

1. Evitar la exposición a la luz solar: se recomienda evitar la exposición directa a la luz solar, debido a que esto puede ser un factor de reactivación de la enfermedad, principalmente a nivel cutáneo, se deben utilizar filtros solares (de preferencia pantalla) con protección mínimo de 30.
2. Dieta: los datos en la literatura son escasos con respecto a la dieta, sin embargo, algunos artículos recomiendan la ingesta de aceites de pescado, o bien el ajuste de la dieta de acuerdo a los requerimientos de la enfermedad, esto es, en caso de actividad de la enfermedad se sugiere un incremento en el aporte de calorías, si el paciente es usuario de esteroides en dosis altas, ante el riesgo de

incremento de peso la sugerencia es disminuir la ingesta de carbohidratos.[1]

3. Ejercicio: está indicado para disminuir el riesgo de pérdida de la masa y tono muscular.[2]
4. Dejar de fumar: bien son sabidos los efectos perjudiciales del tabaquismo crónico e intenso en la función pulmonar, o bien cardiovascular, sin embargo recientemente se ha determinado el riesgo de desarrollar LES o enfermedad más activa en fumadores.[3,4]

Medicamentos

1. Antiinflamatorios no esteroideos (AINE): dentro de las múltiples manifestaciones del LES se encuentran las alteraciones musculoesqueléticas, que comprenden desde dolor, hasta artritis, la prescripción de ciertos medicamentos como AINE tienen la finalidad de disminuir la intensidad de los síntomas, sin embargo son sólo paliativos y no controlan la enfermedad. El médico tratante definirá cual de los AINEs es el más conveniente para usted. Las principales indicaciones para su prescripción son artritis o bien

pleuritis (inflamación de la bolsa que recubre a los pulmones).

A partir de aquí, los siguientes medicamentos tienen como meta lograr remisión de la enfermedad, sin embargo no siempre es así, y la mayor parte de las veces lo que se logra es disminuir la intensidad en la actividad de la enfermedad, cabe mencionar que también en la mayor parte de las veces es necesaria la combinación de diversos medicamentos.

2. Esteroides: los esteroides (también llamados cortisona), son un grupo de medicamentos con poder antiinflamatorio muy potente, sin embargo tienen indicaciones muy precisas y pueden ser utilizados solos o en combinación con algunos inmunosupresores, la dosis es muy variable dependiendo de las manifestaciones clínicas, las dosis altas están reservadas para aquellos pacientes con daño a algún órgano (riñón, pulmón, corazón, cerebro, vasos sanguíneos, etc....), la forma de prescripción puede ser oral, intravenosa o bien intramuscular.[5-7]

   Los efectos secundarios, son factores que en ocasiones limitan su uso en algunos pacientes, estos efectos secundarios dependen de las propiedades farmacocinéticas del fármaco, dosis diaria, diferencias individuales en el metabolismo de los esteroides y, la duración del tratamiento. Habitualmente todos estos puntos son conocidos por el médico tratante con la finalidad de evitarlos o disminuirlos

Criterios para iniciar terapia con esteroides: no hay una guía para su prescripción, sin embargo en el LES la indicación es daño a órgano blanco (como el caso de la nefritis lúpica).

Vía de administración: la dosis y la vía de administración dependen de la condición clínica a tratar, por ejemplo la aplicación intravenosa (IV) en dosis altas (conocida como pulsos ó bolos) de metilprednisolona es utilizada por su potencia, así como para ahorrar esteroides. La administración por vía oral en dosis altas puede estar indicada como dosis de mantenimiento inicial para el tratamiento de daño a órgano blanco (riñón, cerebro, etc...), dosis bajas por vía oral habitualmente para lesiones cutáneas, o bien para tratamientos crónicos, y la administración tópica para lesiones cutáneas también.

Complicaciones del uso crónico de los esteroides: el objetivo del uso de los esteroides es lograr el máximo beneficio con el mínimo de eventos adversos, sin embargo, no siempre es esto factible y algunos efectos secundarios son evidentes.

Los efectos secundarios relacionados con la administración de este tipo de medicamentos son: 1. Hipertensión o descontrol hipertensivo; 2. Diabetes o descontrol de la diabetes; 3. Temblor en las manos, irritabilidad; 4. Glaucoma o cataratas; 5. Osteopenia u osteoporosis; 6. Atrofia cutánea; 7. Hirsutismo (incremento en la cantidad de vello); 8. Incremento de peso; 9. Necrosis avascular de la cadera, cabeza del húmero (en casos de uso crónico en dosis altas); 10. Pancreatitis; 11. Otras complicaciones pueden ser pérdida de la masa muscular o riesgo de infecciones.

A pesar de esto, es importante no satanizar a estos medicamentos, realmente es más beneficio que riesgo el prescribirlos (indicados específicamente por el reumatólogo certificado) en este tipo de enfermedad.

Para minimizar los efectos secundarios de los esteroides:

- Reducir el tiempo de exposición a los esteroides (en caso pertinente).
- Programas de ejercicios para disminuir la pérdida de la masa muscular y masa ósea.
- Suplementos con calcio más vitamina D.
- Uso de bifosfonatos.

3. Antimaláricos (cloroquina e hidroxicloroquina): los antimaláricos (cloroquina e hidroxicloroquina) son medicamentos usados para prevenir y tratar la malaria que es una infección en los glóbulos rojos transmitida por algunos mosquitos. También se usa para tratar algunas condiciones patológicas que afectan el hígado causadas por protozoos (animales unicelulares diminutos). Sin embargo han sido usados para el tratamiento de lupus eritematoso sistémico (LES) desde hace varias décadas y también en otras enfermedades del tejido conectivo como artritis reumatoide y dermatomiositis entre otras.

   La cloroquina se disuelve fácilmente en el agua y se absorbe a nivel gastrointestinal, se elimina por orina hasta en 50%; la hidroxicloroquina se transforma en el hígado y 45 % es excretado por el riñón.

   La hidroxicloroquina es tan efectiva como la

cloroquina y la mitad de tóxica comparada con esta misma.

Los antimaláricos existentes en México son la cloroquina (aralen) y desde hace poco la hidroxicloroquina (plaquenil).

Se le conocen diferentes mecanismos de acción: sobre el sistema inmune, la disminución de la producción de sustancias que están involucradas en la inflamación (citocinas) como la interleucina 1 (IL-1), IL-6 y TNF-α; efectos antiinflamatorios como antagonizar las prostaglandinas e inhibir la fosfolipasa A; acciones hormonales tal como la disminución de la producción de estrógenos; inhibe la agregación plaquetaria y disminuye los niveles de colesterol y triglicéridos entre otras acciones.[8]

La actividad "antilupus" de los antimaláricos se conoce desde hace muchos años. En la década de los 50's se observó por primera vez que los pacientes que tomaban estos medicamentos no sólo mejoraban los síntomas clínicos de LES sino que los requerimientos de los glucocorticoides eran menores.

De igual forma los pacientes presentaban reactivación de la enfermedad cuando los antimaláricos se discontinuaban en un porcentaje alto.

La mayor utilidad de los antimaláricos en LES es para la afección de la piel, se sabe que 80% de los pacientes que reciben antimalárico solo o combinado tienen una buena respuesta. Existen muchos estudios y series de casos que sustentan la eficacia de los antimaláricos para las lesiones cutáneas específicas y no específicas de LES, uno de ellos demuestra que el 95 % de las lesiones de lupus discoide mejoran significativamente.[9]

La presentación comercial de la cloroquina es de tabletas de 150 mg y de la hidroxicloroquina tabletas de 200 mg, en algunos países se cuenta con cloroquina tópica. Las dosis utilizadas dependen de la presentación clínica del problema cutáneo y la respuesta en su evolución.

Una de las recomendaciones para quien usa cualquiera de estos dos antimaláricos es la valoración oftalmológica en intervalos de cada 3 a 6 meses para determinar de manera temprana el riesgo de retinopatía o depósito del medicamento en la córnea, pues se conoce que la afección ocular puede presentarse en 10% para la cloroquina y en 3% para la hidroxicloroquina.[10]

En casos especiales como es el embarazo, los antimaláricos se han usado para prevenir la reactivación de la enfermedad y no se han encontrado alteraciones en el desarrollo del producto e incluso se ha demostrado que el recién nacido puede recibir lactancia materna sin compromiso alguno para el desarrollo subsecuente.[11]

Se han reportado algunos eventos adversos menores frecuentes como pigmentación de la piel y mucosas y otros menos frecuentes como la miopatía clínicamente similar a las miopatías inflamatorias, a nivel hematológico, agranulocitosis que se presentan cuando se usan dosis mayores a las recomendadas.

4. Metotrexato:(MTX) es considerado el tratamiento más apropiado para el control de manifestaciones de LES de intensidad moderada (particularmente afección articular).

   No se conoce del todo su funcionamiento, su uso no se restringe para los problemas reumatológicos solamente, es usado también en hematología para el control de algunos procesos malignos. Parece tener múltiples efectos sobre la cascada de la inflamación incluyendo la elevación de los niveles de adenosina, inhibición de sustancias que perpetúan la inflamación como interleucina 1, inhibición de leucotrieno B2, afecta la proliferación de los fibroblastos entre otras.[12]

Aunque el MTX es de uso común, los resultados de varios estudios no controlados y uno de un análisis de una cohorte retrospectiva, sugieren que la mayor utilidad es para la afección cutánea y articular.[13]

En un estudio se observó que hubo una mejoría de 60% en la reducción de la cuenta articular en pacientes que habían sido resistentes a los antimaláricos.[14]

También se ha observado que el uso del MTX permite hacer la reducción de los glucocorticoides.[15]

En el Hospital General de México se realizó un estudio en donde se revisaron los datos de 9 pacientes con LES con afección articular que habían sido tratados de forma regular con MTX y se encontraban en remisión, a estos, se les cambió de régimen de semanal a quincenal, en el seguimiento (promedio un año) no se encontraron datos de reactivación en ninguno de los pacientes incluidos, lo que sugiere que además ayuda a mantener la mejoría.[16]

El MTX es en general un medicamento bien tolerado pero es particularmente tóxico al hígado, motivo por el cual de acuerdo a las guías se recomienda el monitoreo de las pruebas de función hepática de forma periódica, en algunos casos puede existir disminución de las células sanguíneas, estos efectos se presentan con mayor frecuencia en aquellos pacientes que tienen comprometida la función renal por actividad de la enfermedad o por secuelas, por lo que el monitoreo de la función renal es de suma importancia.[17]

5. Ciclofosfamida*: es un fármaco que tiene propiedades antineoplásicas e inmunosupresoras. Tiene diversas indicaciones además del tratamiento de neoplasias, es eficaz para

* El uso de esteroides en combinación con inmunosupresores ha venido a revolucionar el pronóstico de los pacientes, se han realizado diversos ensayos clínicos en donde se ha comparado el uso de esteroides solos contra la combinación de estos más ciclofosfamida (en pacientes con nefritis lúpica), sólo en el grupo de la terapia combinada hubo remisión en 46 *vs.* 13%.[18,19]

el tratamiento de diversas enfermedades sistémicas autoinmunes entre las que destaca el LES. Es un profármaco que necesita ser activado en el hígado.

6. Azatioprina*: también es un inmunosupresor, que puede ser usado solo o en combinación con otros fármacos. Los efectos terapéuticos se observan después de varias semanas o meses de tratamiento, favoreciendo tras su uso, el ahorro de esteroides (esto significa poder dar dosis menores de esteroides y probablemente menos tiempo), y tras esto los efectos secundarios de estos.

   Y a largo plazo se ha observado bajo riesgo de falla renal en la terapia con citotóxicos (inmunosupresores), que sólo con el uso de esteroides. En un estudio realizado por el NIH (*National Health Institute*) se demostró la probabilidad de evitar la falla renal entre 10-12 años entre los sobrevivientes siendo del 90% en los usuarios de ciclofosfamida; 60% entre los usuarios de azatioprina y del 20% en los usuarios sólo de esteroides.[20,21]

   El uso de estos medicamentos requiere una evaluación periódica por parte del médico tratante mediante la evaluación de una biometría hemática y la exploración física a manera de determinar la no existencia de procesos infecciosos.

7. Micofenolato de mofetil: (MFM) es un agente inmunosupresor aprobado para la prevención del rechazo de los trasplantes renal y cardiaco. En años recientes el MFM se ha utilizado en LES con daño renal del tipo de la glomerulonefritis (GMN) ya sea como terapia inicial o en aquellos que no respondieron a la ciclofosfamida o en su defecto como mantenimiento una vez que se haya concluido el esquema de ésta (terapia secuencial). La forma activa del MFM es el ácido micofenólico que actúa en una forma no competitiva y reversible inhibiendo la inosina monofosfato deshidrogenasa y así la desinflamación.

   El MFM ha demostrado ser igual o incluso mejor que los tratamientos establecidos (ciclofosfamida) para la GMN y además ha permitido la disminución gradual de glucocorticoides.

   En el LES la afección renal es muy frecuente (25%) como presentación de la enfermedad y en cualquier momento durante su seguimiento puede llegar alcanzar hasta 70%, de tal manera que dada la frecuencia lo hace ser un órgano muy vigilado, ya que la morbi-mortalidad de los pacientes aumenta. Entre los diferentes tipos de lesión glomerular, las llamadas clase III y IV de la Organización Mundial de la Salud (OMS) son las más graves. Y en un estudio en donde se incluyeron 18 pacientes con nefropatía clase V no hubo respuesta favorable.[22]

Las primeras observaciones de la utilidad del MFM en nefropatía lúpica fue la disminución de la proteinuria además de la mejoría en los parámetros inmunológicos.[23]

Estos datos fueron corroborados con la observación de la mejoría de los niveles de anti ADNds en 31% e incremento de las fracciones de complemento en 69%.[24]

En un estudio multicéntrico en el que participaron 213 pacientes de nacionalidad China llevado a cabo a 24 semanas utilizando MFM y glucocorticoides se encontró con un porcentaje alto (82.6 %) de inducción a la remisión de la nefritis lúpica.[25]

Aunque se sabe que el MFM es mejor tolerado que la ciclofosfamida y que la azatioprina, está descrito que pueden presentarse eventos adversos como diarrea en 36%, neutropenia severa en 2%, la incidencia de malignidad asociada al uso de MFM no es diferente a la descrita en pacientes que reciben un riñón trasplantado y un leve incremento de enfermedad linfoproliferativa comparado con la azatioprina.

En la práctica siempre se debe tener en cuenta la posibilidad de iniciar el tratamiento con MFM considerando que el paciente no responda a la ciclofosfamida o que tenga alguna contraindicación para recibirla o que haya terminado el esquema y que aún tenga datos de inflamación renal.

8. Danazol: es un andrógeno, cuyo papel en reumatología en pacientes con lupus eritematoso sistémico es principalmente para la afección hematológica, con manifestaciones de trombocitopenia y anemia hemolítica. Su mecanismo de acción no está del todo bien dilucidado.

   Puede disminuir la expresión del receptor FC (fracción constante) y la IgG asociado a las plaquetas, revierte la deficiencia de la proteína S y también por su efecto hormonal disminuye la acción en el sistema inmune y como consecuencia disminuye el riesgo de destrucción de las plaquetas y de los glóbulos rojos.

El mayor uso del danazol es en la púrpura trombocitopénica idiopática (tiene un efecto llamado "ahorrador de esteroides" hasta en 67%) y en la anemia hemolítica cuando se combinó con hidroxicloroquina hubo una respuesta en 68%.[26,27]

Ha sido descrito que el danazol puede ser de utilidad en otras manifestaciones no hematológicas de LES como en las úlceras orales y manifestaciones cutáneas como en el lupus discoide.

De los eventos adversos más conocidos son síntomas generales como astenia e hipodinamia, síntomas de aparato digestivo: náuseas y otros datos de enfermedad ácido péptica, se debe estar al pendiente de las pruebas de función hepática por el posible riesgo de hepatotoxicidad.[28]

Referencias

1. Duffy EM, Meenagh GK, McMillan SA, Strain JJ, Hannigan BM, Bell AL. The clinical effect of dietary supplementation with omega-3 fish oils and/or copper in systemic lupus erythematosus. J Rheumatol 2004; 31: 1551-6.
2 Robb NLC, Daltroy L, Eaton H, Gall V, Wright E, Hartley LH, Schur PH, Liang MH. Effects of aerobic conditioning in lupus fatigue: a pilot study. Br J Rheumatol 1989; 28: 500-5.
3. Ghaussy NO, Sibbitt W Jr, Bankhurst AD, Qualls CR. Cigarette smoking and disease activity in systemic lupus erythematosus. J Rheumatol 2003; 30: 1215-21.
4. Formica MK, Palmer JR, Rosenberg L, McAlindon. Smoking, alcohol consumption, and risk of systemic lupus erythematosus in the Black Women's Health Study. J Rheumatol 2003; 30: 1222-6.
5. Kimberly RP, Lockshin MD, Sherman RL, McDougal JS, Inman RD, Christian CL. High-dose intravenous methylprednisolone pulse therapy in systemic lupus erythematosus. Am J Med 1981; 70: 817-24.
6. Gourley MF, Austin HA III, Scott D, et al. Methylprednisolone and cyclophosphamide, alone or in combination, in patients with lupus nephritis. A randomized, controlled trial. Ann Intern Med 1996; 125: 549.
7. Illei GG, Austin HA, Crane M, et al. Combination therapy with pulse cyclophosphamide plus pulse methylprednisolone improves long-term renal outcome without adding toxicity in patients with lupus nephritis. Ann Intern Med 2001; 135: 248.
8. Raghoebar M, Peeters PA, van den Berg WB, et al. Mechanism of cell association of chloroquine to leucocytes. J Pharmacol Exp Ther 1986; 238: 302-6.

9. Wozniacka A, McCauliffe DP. Optimal use of antimalarials in treating cutaneous lupus erythematosus. Am J Clin Dermatol. 2005; 6: 1-11.
10. Spalton DJ. Retinopathy and antimalarial drugs--the British experience. Lupus. 1996; 5 Suppl 1:S70-2.
11. Nosten F, McGready R, d'Alessandro U, Bonell A, Verhoeff F, Menéndez C, Mutabingwa T, Brabin B. Antimalarial drugs in pregnancy: a review. Curr Drug Saf. 2006; 1: 1-15.
12. Cronstein BN. Molecular therapeutics. Methotrexate and its mechanism of action. Arthritis Rheum 1996; 39: 1951-60.
13. Wong JM, Esdaile JM. Methotrexate in systemic lupus erythematosus. Lupus. 2005; 14: 569.
14. Rahman P, Humphrey-Murto S, Gladman DD, et al. Efficacy and tolerability of methotrexate in antimalaric resistent lupus arthritis. J Rheumatol 1998; 25: 243-6.
15. Walz LeBlanc BA, DagenaisP, Urowitz MB, et al. Methotrexate in systemic lupus erythematosus. J Rheumatol 1994; 21: 836-8.
16. Moctezuma JF, García García C, Rojas SJ, González MA, Lino L, Burgos VR. Metotrexato En: regimen quincenal en lupus eritematoso sistémico). Rcumatol Clín 2007, (2): suppl. 1
17. Chatham WW, Morgan SL, Alarcón GS. Renal failure: a risk factor for methotrexate toxicity, Arthritis Rheum 2000; 43: 1185-6.
18. Austin HA 3rd, Klippel JH, Balow JE, le Riche NG, Steinberg AD, Plotz PH, Decker JL. Therapy of lupus nephritis. Controlled trial of prednisone and cytotoxic drugs. N Engl J Med 1986 6; 314: 614-9.
19. Donadio JV Jr, Holley KE, Ferguson RH, Ilstrup DM. Treatment of diffuse proliferative lupus nephritis with prednisone and combined prednisone and cyclophosphamide. N Engl J Med 1978 23; 299: 1151-5.

20. Steinberg AD, Steinberg SC. Long-term preservation of renal function in patients with lupus nephritis receiving treatment that includes cyclophosphamide versus those treated with prednisone only. Arthritis Rheum 1991; 34(8): 945-50.
21. Flanc RS, Roberts MA, Strippoli GF, Chadban SJ, Kerr PG, Atkins RC. Treatment of diffuse proliferative lupus nephritis: a meta-analysis of randomized controlled trials. Am J Kidney Dis 2004; 43(2): 197-208.
22. Baldwin DS. Clinical usefulness of morphological classification of lupus nephritis. Am J Kidney Dis 1982, 2 (Suppl 1): 46.
23. Flanc RS, Roberts MA, Strippoli GFM, Chadban SJ, Kerr PG, Atkins RC. Treatment of diffuse proliferative lupus nephritis: a meta-analysis of randomized controlled trials. Am J Kidney Dis 2004; 43: 197-208.
24. Kingdon EJ, McLean AG, Psimeou E, et al. The safety and efficacy of MMF in lupus nephritis: a pilot study. Lupus 2001; 10: 606-11.
25. Traitanon O, Avihingsanon Y, Kittikovit V, Townamchai N, Kanjanabuch T, Praditpornsilpa K, Wongchinasri J, Tungsanga K, Eiam-Ong S. Lupus. 2008; 17: 744-51.
26. Arnal C, Piette JC, Leone J, et al. Treatment of severe immune thrombocytopenia associated with lupus erythematosus: 50 cases. J Rheumatol 2002; 29: 75-83.
27. Chan AC, Sack K. Danazol therapy in autoimmune hemolytic anemia associated with systemic lupus erythematosus. J Rheumatol. 1991; 18: 280-2.
28. Dougados M, Job-Deslandre C, Amor B, et al. Danazol therapy in systemic lupus erythematosus. A one year prospective controlled trial on 40 female patients. Clin Trials J 1987; 24: 191-200.

¿Qué tipo de vacunas puedo aplicarme si padezco LES?

¿Se puede vacunar un paciente con lupus eritematoso sistémico contra influenza (gripe o flu) y contra neumococo?

Sí. En general se acepta que no hay contraindicación, sin embargo como todo en medicina y especialmente en reumatología, tendremos que valorar a cada paciente en lo **individual**. Vigilar estado actual de salud, de respuesta inmunológica, de tratamiento actual, de susceptibilidad a vacunaciones previas y otras situaciones especiales –población de riesgo, viajes programados, etc.

Siempre que un paciente esté en tratamiento inmunosupresor (p.ej., azatioprina o ciclofosfamida), antimetabolito (p.ej., metotrexato, leflunomida) o esteroides debemos valorar riesgos y beneficios y siempre consultar al médico quien indica su tratamiento.

Si el paciente tiene alguna infección aguda u otra causa de FIEBRE, habrá que diferir la vacuna hasta que esté resuelto el problema que lo provoca. Se recomienda –cuando estén disponibles vacunas inactivadas (elaborada con virus muertos) o vacunas de virus vivos atenuados, que van a provocar en general buena inmunidad y menos reacción.

Lo anterior dicho en base a:

Recomendaciones de la CDC (Departamento de Salud y Recursos humanos de los Estados Unidos. Centro para el control y prevención de enfermedades) www.cdc.gov/nip.

Es sabido que los pacientes que tienen inmunodepresión, que bien puede ser producida por alguna enfermedad y/o tratamiento específico deben tener consideraciones especiales y siempre consultar a su médico, para que en base a su enfermedad, tratamiento actual, estado actual de su sistema inmunológico y tipo de vacuna que se desea administrar se valore esta, de acuerdo a **riesgo** contra **beneficio** del mismo.

De la revisión de la literatura podemos resumir lo siguiente:

En pacientes con inmunodeficiencia congénita, leucemia, linfoma, malignidad generalizada, terapia con agentes alquilantes, antimetabolitos, radiación o dosis altas de corticosteroides por periodos prolongados en este grupo de pacientes podemos considerar a los enfermos de **artritis reumatoide, lupus eritematoso sistémico, espondiloartropías** y otras enfermedades reumáticas que reciben: metotrexato, azatioprina y esteroides) Se pueden administrar:

- Las vacunas de tétanos, difteria, tos ferina (td/Tdap)* y gripe: se pueden administrar siempre y cuando un paciente no tenga prueba de inmunidad –un documento que lo compruebe- ni prueba de haber contraído la infección en el pasado. A criterio de su médico tratante.
- Virus del papiloma humano (HPV, por sus siglas en inglés).
- La vacuna contra sarampión, paperas, rubéola (MMR, por sus siglas en inglés) y varicela: **están contraindicadas**.
- Las vacunas: contra gripe, en general se pueden administrar.
- Vacuna antineumocócica (polisacárida), hepatitis A y B, antimeningocócica están recomendadas si existe otro factor de riesgo (p.ej. indicaciones médicas, ocupacionales, de estilo de vida y otras).

Estas recomendaciones han sido aprobadas por el Comité Asesor sobre prácticas de Inmunización, el Colegio Americano de Obstetras y Ginecólogos, la Academia Americana de Médicos de Familia y el Colegio Americano de Médicos.

Las vacunas combinadas aprobadas pueden administrarse siempre que estén indicados cualquiera de los componentes de la combinación y no haya ninguna contraindicación con respecto a los otros componentes de la vacuna. Se recomienda siempre revisar los insertos que los fabricantes incluyen en los empaques de las vacunas y los comunicados del Comité Asesor sobre prácticas de inmunización (www.cdc.gov/nip/publications/acip-lit.htm)

Recomendaciones especiales sobre

- **Vacuna contra la gripe** (o flu): las indicaciones médicas incluyen: trastornos crónicos de los sistemas cardiovascular y pulmonar, incluido el asma; enfermedades metabólicas crónicas, incluida la diabetes mellitus, la disfunción renal, las hemoglobinopatías o la inmunosupresión (incluida la inmunosupresión por medicamentos y VIH), cualquier afección que comprometa la función respiratoria o el manejo de las secreciones respiratorias o que aumente el riesgo de aspiración (p.ej.,la disfunción cognoscitiva, lesión de médula espinal o trastorno epiléptico o cualquier otro trastorno neuromuscular. No existen datos que los pacientes con asplenia corran riesgo de contraer una gripe grave o complicaciones por la vacuna; sin embargo, la gripe constituye un factor de riesgo de infecciones secundarias que pueden provocar enfermedades graves entre personas con asplenia. Es recomendable sin embargo para estas personas la vacuna **inactivada**. (virus muertos) que es la vacuna inyectable.

- Los que no deben vacunarse contra la gripe: algunas personas **no deben vacunarse**, las situaciones incluyen:
- Si el paciente tiene alergia a los huevos de gallina.
- Las que han tenido reacción fuerte previa contra la gripe.
- Las que han tenido síndrome de Guillain-Barré, después de 6 semanas de haber recibido la vacuna contra la gripe en el pasado.
- Niños menores de 6 meses de edad.
- Personas con fiebre (cuando haya cedido el cuadro puede procederse a su administración).
- **Vacuna antineumocócica polisacárida**: indicada en trastornos médicos pulmonares (con excepción del asma); enfermedades cardiovasculares, diabetes mellitus, enfermedades hepáticas crónicas, incluidas las enfermedades provocadas por el abuso del alcohol (p.ej.,

cirrosis); insuficiencia renal crónica o síndrome nefrótico; asplenia funcional o anatómica (ausencia de bazo) , afecciones inmunosupresivas (p.ej., inmunodeficiencia congénita, infección por el VIH, debe vacunarse lo más pronto posible después de haberse conocido el diagnóstico, cuando el conteo de CD4 está en lo más alto posible-), leucemia, linfoma, mieloma múltiple, enfermedad de Hodgkin (una forma de cáncer de los ganglios), malignidad generalizada, trasplante de órgano o médula ósea, quimioterapia con agentes alquilantes, antimetabolitos o altas dosis de corticosteroides por tiempo prolongado; e implantes cocleares.

Referencias

Alvárez PMJ, Mayer PMA. Calendario vacunal del adulto. En: De Arístegui J. Vacunaciones en el niño. Asociación ESVAPE. Ciclo editorial SL. Bilbao 2004.

Bayas JM, Vilella A. Vacunaciones del adulto (Cap 47). En: Salleras L. Vacunaciones preventivas. 2ª Edición. Masson. Barcelona 2003.

De Juanes Pardo JR. Vacunaciones en el adulto. Guía y recomendaciones. ASFORISP. Madrid 2003.

El CDC recomienda para información adicional: 1800 232 02 33 (esp), 1800 232 25 22 (inglés)

Rev Invest Clin 2004; vol 56 (1): 27-31.

ROITT, Inmunología fundamentos. "profilaxis" Capítulo 14, págs: 295 -318. 9ª edición, 1998. Editorial Panamericana.

www.cdc.gov/flu/espanol

www.cdc.gov/travel/diseases.htm

www.cdc.gov/vaccines/spec-grps

www.nationalmssociety.org/sourcebook-vaccinations.asp

www.oms2.b3e.jossieu.fr

www.who.int/entity/vaccine-safety/reports

¿El Lupus Eritematoso Sistémico es hereditario?

Como ya se ha comentado es una enfermedad de causa desconocida y entre sus posibles causas se encuentra el factor genético. Se sabe que aproximadamente el 10% de los pacientes con lupus tienen uno o más familiares con esta enfermedad. Hay familiares donde varios miembros tienen alguna enfermedad reumática autoinmune como artritis reumatoide. No sólo es la influencia genética la que determina que una persona desarrolle lupus, sino la combinación de varios factores que son tratados en otros capítulos de este libro.

¿Por cuánto tiempo debo tomar los medicamentos para tratar el LES?

La duración del tratamiento del lupus es variable. Hay pacientes que dependiendo de sus síntomas iniciales y la rapidez del tratamiento entran en remisión, es decir la enfermedad se duerme y en estos casos se puede suspender el tratamiento de acuerdo a la indicación del médico (**la enfermedad se inactiva, se duerme, pero no se cura**).

El tratamiento del lupus es a largo plazo, la educación y orientación del paciente, son factores de suma importancia que deben tenerse desde la visita inicial ya que el curso de la enfermedad es un poco impredecible.

En los últimos 20 años , el tratamiento de esta enfermedad se ha modificado favorablemente y cada vez se disponen de más recursos y cada día son más los pacientes que logran una mayor expectativa y mejor calidad de vida.

Referencias

Bartlett SJ. Clinical care in the rheumatic diseases. 2006: 187-91.

Lahita Robert G. Systemic lupus erythematosus 1992: 68.

Petri M. Diet and systemic lupus erythematosus from mouse and monkey to woman? Lupus 2001; 10: 775-7.

¿Porqué se afecta la menstruación en el LES?

Las irregularidades menstruales son una manifestación poco frecuente en las pacientes con lupus. Las manifestaciones que se describen son: la amenorrea (ausencia de la menstruación), la menopausia precoz (pérdida de la función reproductiva) y las irregularidades en los ciclos menstruales. Silva y col., reportan una serie de enfermas con lupus, la amenorrea se presenta en 11%. Los factores de riesgo para desarrollar amenorrea en las enfermas con lupus son el uso de citotóxicos como la ciclofosfamida, así como una edad mayor de 30 años.

En relación a los trastornos de los ciclos menstruales (menstruaciones con ciclos prolongados con un intervalo mayor de 28 días o acortados con un intervalo menor de 28 días), Pasoto y col., relacionan estos trastornos con la actividad del lupus, en pacientes sin historia de tratamiento con ciclofosfamida.

La dismenorrea (dolor abdominal durante la menstruación), no se reporta en la literatura como un trastorno asociado al lupus.

Ante cualquier sintomatología relacionada con disfunción menstrual deberá ser valorado por su médico reumatólogo y por el ginecólogo, para catalogar la causa de ésta y establecer un tratamiento oportuno.

Referencias

Lupus, 2002; Vol. 11 (3): 175-80.
Lupus, 2007; Vol. 16 (7): 531-6.
Signapore Med J. 2008; 49 (5): 413-8.

¿Cuál es la sobrevida de una persona con LES?

Como se ha explicado con anterioridad en este libro, el LES es una enfermedad inflamatoria, crónica y sistémica y por lo mismo es el ejemplo de autoinmunidad sistémica (lo que significa que el organismo mismo produce una serie de "defensas" llamadas autoanticuerpos, que pueden ir en contra de los diferentes órganos del cuerpo, y que dependiendo de esto serán las manifestaciones que se produzcan.

Existen factores propios del lupus: órgano afectado, tiempo de evolución, y otros propios de cada persona: sexo, raza, edad de diagnóstico, que también van a influir sobre el pronóstico del paciente; así no es lo mismo un niño menor a 15 años, que una persona mayor a 75, no es igual si hay afección al cerebro o riñón que si sólo hay manifestaciones en piel o articulaciones. También van a influir otras enfermedades asociadas como hipertensión arterial, diabetes o una entidad comúnmente asociada al LES que es el síndrome antifosfolípido (una enfermedad que se caracteriza por producir trombosis de venas y arterias, consumo de plaquetas, en mujeres abortos frecuentes), que por supuesto hacen más grave el cuadro.

Por lo tanto dependiendo de si el lupus afecta las mucosas y piel (mucocutáneo) o articulaciones (articular) o riñones o cerebro, -estos dos últimos probablemente los más graves- o muchos órganos a la vez (sistémico) serán los síntomas que el paciente tenga y dependiendo de la afección, que puede ser leve, moderada o severa, se podrá plantear en cada persona un pronóstico individual.

Se puede decir que el término FATAL, que se adjudicaba al LES hasta hace unos años, no siempre es cierto, pues si el paciente tiene manifestaciones en piel y articulaciones, lo más probable es que se pueda controlar bien con tratamiento médico, aunque efectivamente el tratamiento y la vigilancia sean por siempre. En cambio cuando el LES tiene manifestaciones en riñón o cerebro, puede ser el pronóstico más sombrío, pero gracias al diagnóstico temprano y el tratamiento cada vez más efectivo, se espera una sobrevida mucho mayor a la considerada hasta hace unos 50 años, cuando 50 % de pacientes podrían fallecer en los primeros 5 años posterior al diagnóstico. Hay reportes recientes donde las tasas de supervivencia son superiores a 90% en los próximos 5 años, después del diagnóstico y hasta 80% a 15 años de evolución.

Todo esto debido entre otras causas a que hay mayor conocimiento de la enfermedad y por lo tanto, pacientes y médicos de primer contacto están alertas y es posible realizar un diagnóstico más temprano, dar un tratamiento más dirigido, se han llegado a tratar otras enfermedades asociadas y se realiza realmente prevención de complicaciones asociadas.

Siempre se consideró al LES una enfermedad rara y mortal y esto va siendo cada vez, menos cierto. No es muy rara, pues ahora se piensa más y se diagnostica con más frecuencia, y como he mencionado antes dependiendo de los órganos afectados y sus manifestaciones, hay muchas situaciones en que el cuadro se considera tratable.

Por otra parte si bien el uso de esteroides –indicados para afección a cerebro, riñón, pulmón, corazón - a dosis "altas" ayudan y mejoran el pronóstico, el médico tiene que estar alerta de complicaciones inherentes al tratamiento como infecciones, diabetes, osteoporosis entre otros, pero como siempre en medicina y especialmente en reumatología, **cada persona habrá que valorarse en lo individual**, pues nunca una misma enfermedad será igual en dos personas distintas, la respuesta al tratamiento y los factores asociados son independientes en cada paciente.

Referencias

Alarcón SD, Molina LJ. En: Tratado Hispanoamericano de reumatología. Volumen II. 10ª sección. Pronóstico por Drenkard Cristina, Págs 831- 841.

Klippel J H, Principios de las enfermedades reumáticas. Lupus eritematoso sistémico. ed. 11ª Atlanta Georgia. 1997; 2 (19): 283-94.

Koopman JW, Moreland LW. En: Arthritis and allied conditions. A textbook of rheumatology. Volumen 2, Capítulo 70. Petri Michelle A. Systemic lupus erythematosus. Clinical Aspects. Ed. Philadelphia PA. 2005; 2(70): 1473-9.

Lahita RG. Tratado de enfermedades autoinmunitarias. McGraw Hill Traducción de la primera edición del inglés. España, 2002; 26: 575-86.

¿La fatiga es parte de los síntomas del LES?

Efectivamente, corresponde a un síntoma inespecífico y subjetivo, que suelen manifestar las pacientes con lupus. Con una frecuencia descrita hasta de 85.7 %. La percepción de la severidad de la fatiga es de orden multifactorial. Desde factores psicológicos, así como manifestación de actividad del lupus como lo es secundario a daño articular. La fatiga y el dolor pueden reducir considerablemente la calidad de vida. No sólo por la incapacidad para realizar actividades físicas, sino también conlleva a un círculo vicioso que conlleva a hipomovilidad y esto traduce trastornos metabólicos. No hay un medicamento específico para eliminar la fatigabilidad, sin embargo en todos los estudios epidemiológicos se recomienda el ejercicio como piedra angular para el tratamiento de éste síntoma.

El ejercicio físico mejora tanto la fatiga, como reduce las anormalidades metabólicas que inherentemente la acompañan (tales como obesidad, riesgo de diabetes, hipercolesterolemia, estimular movilidad articular, así como estimular factores oxidativos) y por consecuencia mejorar la calidad de vida.

El reumatólogo te orientará en el tipo de ejercicio recomendado para ti, así como otra alternativa lo es la fisoterapia (ejercicios físicos con fines terapéuticos) que te ayudarán a disminuir el dolor, contrarrestar la fatiga y mantener la funcionalidad de tus huesos y articulaciones.

Referencias

Lupus, 2000; 9 (2) 101-9.
Lupus, 2007; 16 (1) 5-9.

¿Cómo saber si mi enfermedad está controlada?

Los pacientes que presentan lupus eritematoso sistémico, pueden tener manifestaciones a diferentes niveles de su organismo, como puede ser sólo piel, músculos, articulaciones, y mucosas o pueden tener afección a algún órgano mayor del cuerpo, como puede ser sistema nervioso central, pulmones, corazón, riñones, médula ósea, etc. Por lo que saber si la enfermedad está controlada o no, dependerá del órgano afectado.

De forma general, cuando la enfermedad se empieza a controlar, experimentan mejoría en relación a que la fatiga disminuye, tienen mejor ánimo, pueden dormir mejor.

Hablando de mejoría, no debemos dejar pasar de lado, el hecho de que debe haber comunicación adecuada entre el reumatólogo y el paciente, ya que, tanto el médico debe de intervenir médicamente cuando así se requiera, así como, el paciente debe ser muy disciplinado, ya que el lupus es una enfermedad que no tiene palabra de honor y el paciente se puede poner mal en cualquier momento de la evolución de su enfermedad y si actúan bien las dos partes, el riesgo de recaída disminuye considerablemente.

A continuación se mencionará por algunos datos de los que deberá estar pendiente y que traducen en la mayoría de los casos que se está presentando mejoría.

Piel

Disminuye el enrojecimiento, así como la erupción la cual, regularmente se presenta en las zonas expuestas al sol. Si es que la afección de la piel es a zonas más profundas de la misma, entonces en el momento que esta empieza a mejorar tomará su color original y la consistencia de la misma. En algunas ocasiones esto no sucede y no necesariamente quiere decir que no ha mejorado y lo que está sucediendo es que la enfermedad ha dejado secuelas y las lesiones no desaparecerán o tardarán mucho más tiempo en lograrlo.

Articulaciones

El dolor disminuye de intensidad o desaparece, así como también la inflamación o aumento de volumen en las mismas también disminuirá.

Anexos de la piel

Las úlceras orales cederán, la caída de cabello disminuirá o cederá por completo, aunque esto también tiene que ver con algunos medicamentos, por lo que si siente mejoría general y continúa con caída de cabello, deberá preguntar a su médico si alguno de los medicamentos que toma le está condicionando caída de cabello.

En el caso de que tenga afección a algún órgano mayor, la mejoría dependerá del órgano afectado, como puede ser corazón o sistema nervioso central que depende de la afección específica, para lo cual en estos casos en particular los reumatólogos preferimos vigilar al paciente conjuntamente con el cardiólogo y neurólogo respectivamente; afortunadamente la afección al hígado por lupus es sumamente infrecuente y en este caso se busca la normalización de la función del mismo.

Afección hematológica

Está afección puede ser por alteraciones en la médula ósea o por destrucción periférica de elementos que se producen en la médula ósea como son glóbulos rojos, glóbulos blancos y sus subpoblaciones como son linfocitos o neutrófilos y plaquetas, algunas de las manifestaciones más frecuentes y graves son anemia hemolítica que es destrucción de glóbulos rojos y trombocitopenia que es destrucción de plaquetas, cuando esto ha mejorado empieza a subir la hemoglobina en el caso de la anemia hemolítica, así como también disminuyen los niveles de DHL y bilirrubina, sustancias que se elevan en el caso de la anemia hemolítica. En el caso de la trombocitopenia las plaquetas empiezan a subir y las hemorragias disminuyen.

Afección renal

Esta es de las manifestaciones más frecuentes cuando se afecta un órgano vital y también de las más graves, para saber si ha mejorado o no, primero se debe saber de que forma se está afectando el riñón ya que hay seis formas diferentes de afección renal por lupus, en muchas ocasiones el paciente presenta datos como elevación de la presión arterial, retención de líquidos, disminución del volumen urinario, y elevación en la sangre de algunas sustancias que en personas con función renal normal no se observan, igualmente presentan fatiga severa.

Una vez que se da tratamiento adecuado que en ocasiones puede ser agresivo, (ya que si hay actividad severa, el tratamiento debe ser igual, y el paciente tendrá grandes posibilidades de recuperar la función de su riñón) y el organismo del paciente responde favorablemente, empiezan a disminuir las sustancias tóxicas de la sangre, el volumen urinario se incrementa, la fatiga disminuye, la retención de líquidos también disminuye. Hay criterios específicos que su médico debe vigilar ya que la mejoría se reportará en términos de remisión parcial, remisión completa o no remisión, y en cada caso se deberá actuar de diferente forma; algo muy importante que como paciente debe estar pendiente de preguntar y su médico de vigilar, es que si su problema renal condiciona que se estén eliminando proteínas por la orina en cantidades elevadas es que las proteínas en orina disminuyan o desaparezcan, lo cual dependiendo del tipo de afección no siempre es posible pero se debe vigilar.

En cuanto a los exámenes de laboratorio es muy importante que con regularidad su médico solicite, biometría hemática completa, complemento fracciones C3, C4 y CH50, anticuerpos anti ADN ya que todos estos exámenes muestran de una forma, actividad de la enfermedad independientemente del sitio de afección, por lo cual cuando un paciente ha mejorado, en la biometría hemática se observará elevación de glóbulos blancos, elevación de linfocitos, los niveles de anticuerpos anti ADN disminuirán y los niveles de complemento aumentarán, en cuanto a más exámenes de laboratorio estos se solicitarán de acuerdo a la forma de afección que el paciente tenga.

En resumen, lo más importante para darnos cuenta que el paciente ha mejorado es que en términos generales se sienta mejor, la fatiga disminuya, pueda reincorporarse a sus actividades cotidianas, sin embargo ustedes como pacientes no se deben confiar en sólo sentirse bien ya que hay datos específicos que su médico especialista vigilará que ustedes no perciben y los exámenes de laboratorio también son necesarios.

Para lo anterior siempre sugerimos que una vez que se les diagnostique lupus eritematoso sistémico, acudan con un reumatólogo que esté certificado por el Consejo Mexicano de Reumatología y siempre seguir sus indicaciones, para tener una evolución sin actividad de la enfermedad siempre que esto sea posible.

Referencias

Bevera HH Management of systemic lupus erythematosus. En: Kelly's Textbook of rheumatology, Ed. Saunders, 6th ed. Philadelphia: 2001: 1125-44.

Rodríguez GA, Zea MAC. Etiopatogenia y manifestaciones clínicas. En: Manual S.E.R. de las enfermedades reumáticas 3ar ed. Barcelona: Ed. Panamericana. 2000: 286-306.

¿Qué exámenes de laboratorio ayudan a establecer el diagnóstico de LES?

Los exámenes de laboratorio complementan la exploración física y el médico los evalúa en conjunto. Los resultados deben valorarse cuidadosamente. A continuación mencionaré las posibles alteraciones que pueden tener los pacientes con esta enfermedad.

Anemia

Puede tener varias causas como inflamación, pérdida de sangre, ruptura de glóbulos rojos (hemólisis) por lo que se llama anemia hemolítica y que puede ocurrir en 50% de los casos que inician y se debe a la presencia de anticuerpos sobre la superficie del glóbulo rojo y que hacen que se rompa.

Leucopenia

Disminución de la cifra de glóbulos blancos menor a 4000. Aunque hay disminución de las células de defensa, no se incrementa el riesgo de infección.

Linfopenia

Es una reducción del número de linfocitos, un subgrupo de glóbulos blancos que participa en el reconocimiento de agentes extraños para el organismo.

Trombocitopenia

Es la disminución en la cifra de plaquetas, lo que podría producir hemorragia o moretones. La cifra puede variar, lo normal va de 150 a 450 000. Se ha observado que cerca de 10% de los pacientes tienen menos de 50 000/mm^3.

Anticuerpos antinucleares

Son anticuerpos que el organismo produce para su defensa y van dirigidos contra el núcleo de las células. Se pueden detectar por una técnica de laboratorio conocida como inmunofluorescencia indirecta (IFI) o por otra llamada ELISA, estas pruebas deben ser cuidadosamente interpretadas por el médico porque aunque sean positivos no siempre indican la presencia de lupus. Por IFI se observa al microscopio varios patrones de distribución del anticuerpo: periférico, homogéneo, moteado grueso y moteado fino. Cada patrón se relaciona a alguna enfermedad autoinmune. Un buen porcentaje de la población sin lupus puede tener anticuerpos positivos, sobre todo del patrón moteado grueso, sin que esto indique que en el futuro desarrollarán esta enfermedad.

Anti ADN

Es un anticuerpo específico en lupus por lo que cuando es positivo ayuda al diagnóstico, principalmente cuando hay daño renal.

Complementos

Son útiles cuando se sospecha que el lupus está activo porque los niveles en suero (parte del componente sanguíneo) disminuyen. Se hace la determinación de CH50, C3 y C4.

Anti-Sm

Es un anticuerpo específico de lupus, pero sólo se observa en el 30% de los pacientes que tienen la enfermedad activa.

Anti-histonas

Son anticuerpos que sugieren lupus inducido por droga.

Anti-Ro/SSA y anti-La/SSB generalmente son positivos en pacientes con afección en piel y en mujeres embarazadas cuyos fetos podrían desarrollar bloqueo cardiaco. Se puede observar en otras enfermedades autoinmunes como síndrome de Sjögren.

Anticuerpos antifosfolípidos

Son anticuerpos relacionados a trombosis (obstrucción de venas y/o arterias), abortos recurrentes y trombocitopenia, lo que da lugar al síndrome antifosfolípido que pueden presentar algunos pacientes con LES. Otros anticuerpos relacionados a este síndrome son anticoagulante lúpico y antiB2glucoproteína 1.

Anti-nucleosoma

Es un anticuerpo específico de lupus, se observa en cerca del 70-80% de los pacientes con lupus "idiopático" es decir sin causa aparente y en más del 95% de los casos con lupus inducido por drogas.

Anti-P ribosomal

Se encuentra en alrededor del 20% de los pacientes con lupus que cursan con psicosis y depresión.

Células LE

Es una prueba poco específica para LES. Se observa en múltiples enfermedades reumáticas, es menos específica que los anticuerpos antiADN; no ayuda al seguimiento de una persona con LES, por lo que no se recomienda su determinación.

Existen otros anticuerpos que pueden observarse en pacientes con lupus, lo importante es saber interpretarlos en el contexto de cada paciente. La presencia de cualquier anticuerpo en ausencia de manifestaciones clínicas requiere la evaluación del reumatólogo para evitar confusión. No hay reglas de cuando repetir la determinación de estos anticuerpos, es la evolución del paciente la que establecerá la necesidad de hacerlo, algunas pruebas incluso, no son necesarias para el seguimiento de los pacientes.

Algunos pacientes pueden desarrollar manifestaciones de otras enfermedades autoinmunes como escleroderma, artritis reumatoide, hepatitis autoinmune, tiroiditis (inflamación de la tiroides), etc., para lo cual será necesario realizar exámenes correspondientes al diagnóstico de cada enfermedad y en algunos casos para su seguimiento.

Referencias

Fernando MM, Isenberg DA. How to monitor SLE in routine clinical practice. Ann Rheum Dis 2005; 64: 524-7.

Sherer Y, Gorstein A, Fritzler MJ, Schoenfeld Y. Autoantibody explosion in systemic lupus erythematosus: more than 100 diferent antibodies found in SLE patients. Semin Artritis Rheum. 2004; 34: 501-37.

¿Cómo evitar la depresión en pacientes con LES?

La depresión es una enfermedad muy frecuente en los pacientes con lupus eritematoso sistémico por varios factores predisponentes: el sentimiento intenso de pérdida del estado de salud física, la sensación persistente de ser la misma persona autosuficiente para realizar las actividades cotidianas, la percepción acentuada de algunas limitaciones funcionales. El paciente considera que la enfermedad de base ha modificado el estilo de vida en detrimento de su independencia por otra parte, las manifestaciones afectivas son muy diversas: el paciente cursa con desánimo en la mañana, tiene dificultad para levantarse e iniciar el día con las actividades necesarias en el cuidado personal, tareas manuales y de ejecución. El enfermo refiere preocupación constante por cada uno de los síntomas de lupus. Cada día tiene inseguridad y temor por el pronóstico de la enfermedad. Existe un sentimiento de tristeza y deseperanza porque tiene la información de la evolución clínica y pronóstico de la enfermedad. El paciente no tiene interés en actividades recreativas personales ni grupales. El paciente expresa que los familiares no lo comprenden por lo que se reduce la interrelación y comunicación. El enfermo se percibe en desventaja en relación con las demás personas. El paciente expresa aflicción, desazón, pesimismo, desesperanza y pérdida paulatina de sus objetivos de vida. El enfermo depresivo requiere de un tratamiento médico específico para obtener la mejoría del estado afectivo hasta la total remisión de los síntomas depresivos. El tratamiento médico consiste en las siguientes alternativas terapéuticas: reforzamiento de la autoestima, establecer nuevos objetivos de vida, motivación para que el paciente efectúe una actividad recreativa individual y grupal, estimulación de las capacidades funcionales, indicación de medicamento antidepresivo y participación de un familiar en el cumplimiento de las indicaciones médicas.

Dieta recomendada a pacientes con LES

El lupus eritematoso sistémico (LES) es una enfermedad de etiología incierta: se piensa que intervienen diversos factores como predisposición genética, presencia de anticuerpos anti-ADN (como enfermedad autoinmune) y factores ambientales como infecciones virales.[1]

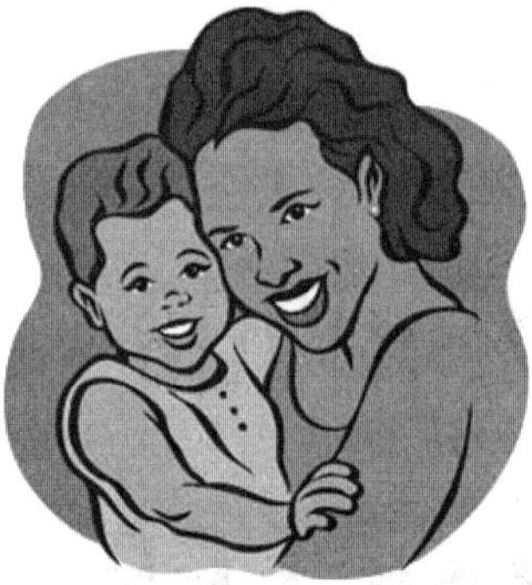

Esta condición tiene mayor prevalencia en el género femenino, principalmente en edad fértil, de manera que se ha obtenido una proporción de 12:1 para mujeres y hombres, respectivamente. Entre el 15-20% de los pacientes, se diagnostican con la enfermedad durante la infancia. Existen estudios que sugieren que las razas hispánicas y afroamericanas tienen una mayor incidencia de LES.[1-3]

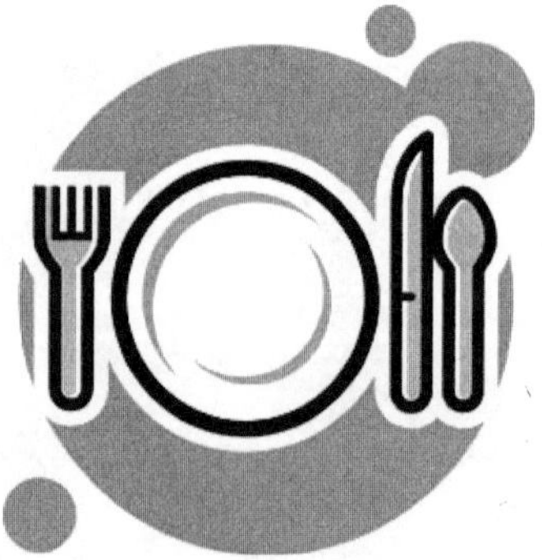

En la actualidad no existe una dieta específicamente dirigida al paciente con LES. En vez de ello, la dieta debe ser prescrita dependiendo de la sintomatología, necesidades y posibilidades de cada paciente.[1] Se han propuesto algunas recomendaciones generales en cuanto a la dieta del paciente con LES puesto que no existe suficiente información en relación a los factores nutricionales durante el curso de la enfermedad. Lo que ha probado ser benéfico es, como se menciona anteriormente, una dieta que debe individualizarse a cada paciente, de manera que le resulte lo más adecuada posible.[4] Entre estas recomendaciones se encuentran las siguientes:

- El paciente con LES debe evitar consumir un exceso de energía (es decir, comer demasiado). Se ha visto en experimentos en ratones que las restricciones energéticas atenúan la sintomatología e incrementan la longevidad. Adicionalmente, retrasa la aparición de problemas renales.[5]
- Ya que el sistema inmune se encuentra alterado en el LES, es recomendable evitar los alergenos alimentarios: leche, lácteos, trigo, levadura, cítricos, cafeína, conservadores y mariscos. Posteriormente, debe monitorearse la tolerancia a estos alimentos, probarlos

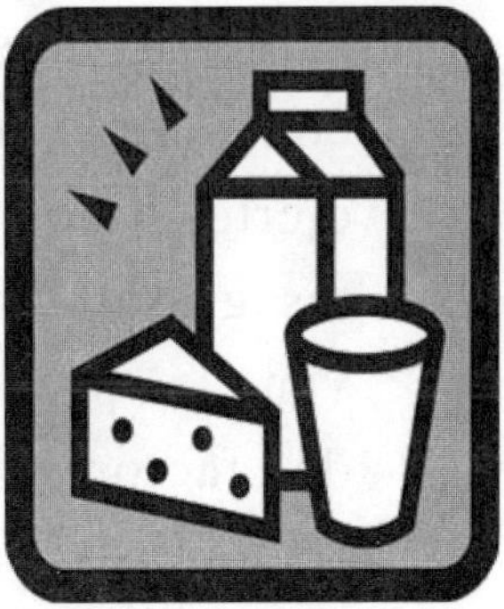

poco a poco y uno por uno, de manera que sea posible identificar posibles reacciones alérgicas.

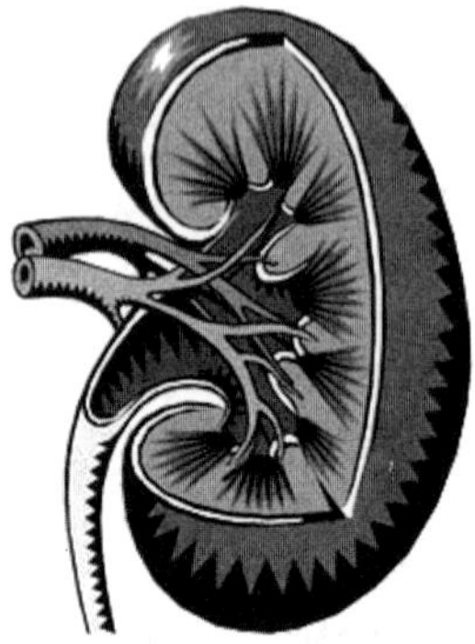

- El consumo de 30 gramos de linaza diariamente durante un año mostró un efecto protector a nivel renal, disminuyó la excreción de proteína en orina y la proliferación de linfocitos (es decir, la respuesta inmune).[6] Adicionalmente, por ser una buena fuente de fibra, ayuda a controlar el colesterol y con ello prevenir el desarrollo de aterosclerosis y enfermedades cardiovasculares.
- Consumir nutrimentos con propiedades antiinflamatorias resulta lógico al ser una enfermedad caracterizada por una inflamación crónica. Entre estos nutrimentos se encuentran los ácidos grasos omega-3 (mismos que pueden consumirse en pescados como atún o salmón); ciertos tipos de estas grasas disminuyen la producción de factores proinflamatorios como

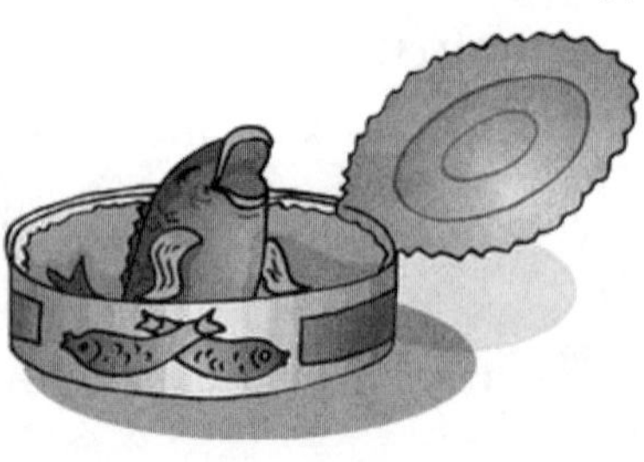

eicosanoides y leucotrienos, al mismo tiempo pueden disminuir parte de la respuesta inmunológica y con ello reducen el proceso de inflamación.

- También se ha visto –en experimentos con ratones- que las dietas bajas en proteína mejoran las tasas de sobrevivencia y protegen al riñón de un daño temprano. De igual manera, se ha observado que la reducción en el consumo de grasas resulta benéfica en cuanto a la aparición de síntomas.[5]
- De igual manera, los antioxidantes (vitamina E, vitamina A, vitamina C y selenio) pueden ser una herramienta auxiliar en el paciente con LES. La inflamación crónica, característica de la enfermedad, produce una importante cantidad de radicales libres; éstos, a su vez, dañan otras células y con ello pueden agravar la sintomatología en el paciente. De hecho, un estudio encontró una relación inversa entre el consumo de vitamina C y el riesgo de tener LES "activo" (esto quiere de-

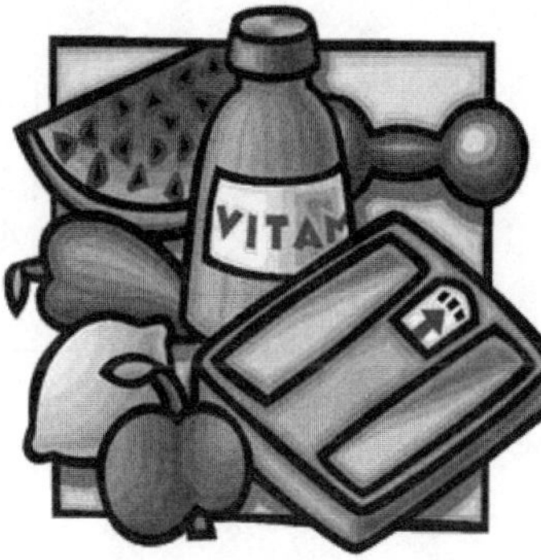

cir que el paciente tenga síntomas o molestias propias de la enfermedad): es decir, las personas que consumían cantidades adecuadas de vitamina C, presentaban menor sintomatología.[7] No es difícil cubrir los requerimientos de antioxidantes por medio de la alimentación, por lo que el paciente debe inclinarse por alimentos ricos en dichos nutrimentos: esto se ejemplifica en el cuadro 1.

El LES es una enfermedad sistémica (afecta a todos los órganos), entre los que se incluye el metabolismo, requerimientos y excreción de cada uno de los nutrimentos. Por ejemplo, ya que el sistema

Cuadro 1. Ingestión diaria de antioxidantes para la población mexicana.

Micronutrimento	**IDR/IDS**[8]	Alimentos equivalentes
Ácido ascórbico (vitamina C)	70-80 mg	1 guayaba (151.5 mg)
α-tocoferol (vitamina E)	11-13 mg	3 cucharadas de aceite de girasol (16.77 mg)
β-caroteno (vitamina A)	570-730 µg ER	¼ taza de jugo de zanahoria (1545 µg ER)
Selenio	48 µg	120 g de atún = 1 lata (53.07 µg)

ER = equivalentes de retinol (1 µg ER = 12 µg β-caroteno)

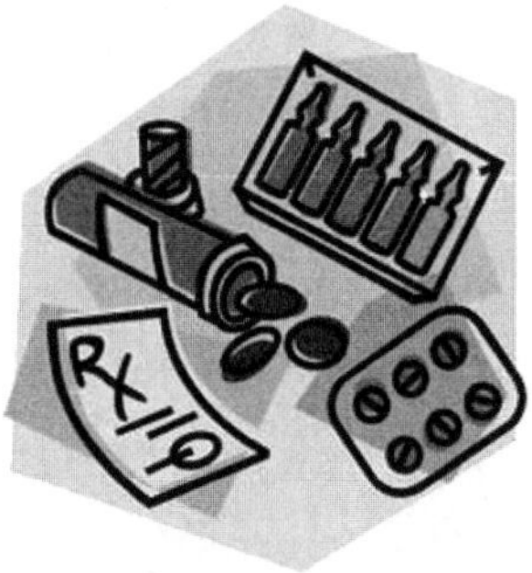

renal se encuentra comprometido, comúnmente se presenta una excreción excesiva de proteínas (conduciendo a su deficiencia y aumentando su requerimiento); los corticosteroides utilizados como tratamiento alteran los requerimientos de sodio, líquidos, proteínas y calcio. Asimismo, el paciente puede presentar efectos secundarios de los medicamentos utilizados en la terapia, entre los que se encuentran manifestaciones gastrointestinales que pueden comprometer el adecuado consumo de alimentos.[1] Es en base a la presencia de estos efectos secundarios que deben llevarse a cabo acciones correctivas, de manera que la dieta pueda adaptarse a sus posibilidades sin comprometer su adecuada ingestión de alimentos. Algunas estrategias para los posibles síntomas en el paciente con LES, casi siempre debidos a los medicamentos, son:

Anorexia (pérdida del apetito)

- Hacer comidas ligeras, frecuentes: en vez de realizar 3 comidas fuertes, hacer 5 comidas menos pesadas.
- Aumentar valor nutrimental de los alimen-

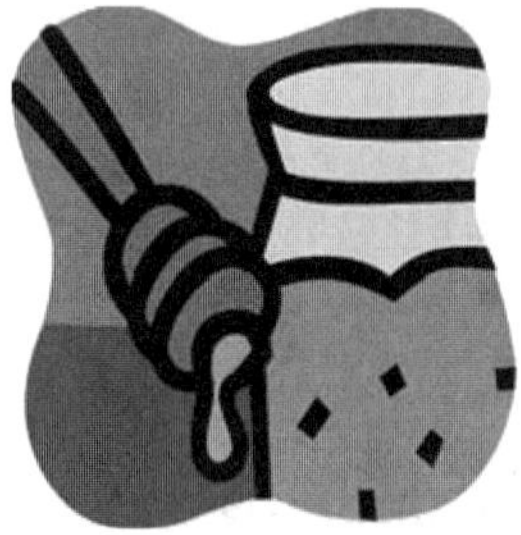

tos añadiendo mantequilla o margarina, leche, crema, queso, aderezos, miel, mermelada, azúcar, frutas secas.

- Si no se apetecen sólidos, puede probarse dieta líquida (jugos y néctares, caldos y consomés, sopas en crema, malteadas o licuados, gelatina, helado, purés de frutas, etc.).
- Limitar agua entre comidas.
- Preparar alimentos atractivos al olfato y vista.
- Procurar tener un ambiente relajado durante la comida.
- Comer abundantemente cuando se tenga hambre.

Náusea

- Preguntar al médico sobre el posible uso de antieméticos (pueden ayudar a controlar náusea y vómito).
- Limitar el consumo de alimentos grasosos, picantes, irritantes, muy dulces, muy condimentados, o con olores fuertes.
- Comidas ligeras y frecuentes.
- Comer despacio.
- Limitar el consumo de de-

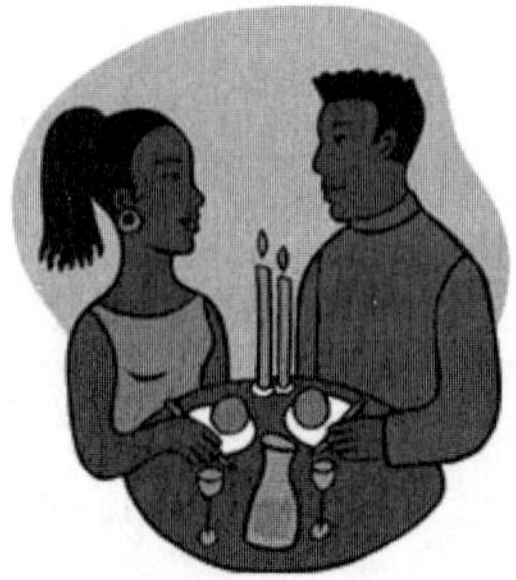

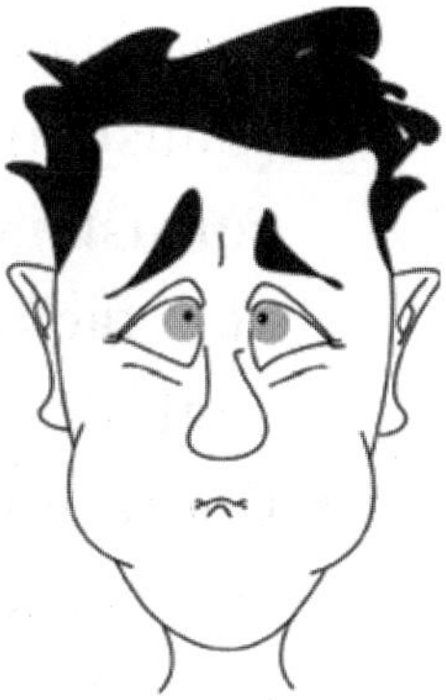

masiados líquidos en las comidas.

- Descansar después de comer para ayudar a la digestión: hacerlo sentado.
- No acostarse después de comer (al menos 1 hora).
- Evitar comer en habitaciones con olores fuertes, ventilar.
- No forzar alimentación.
- Usar ropa cómoda, holgada.

Vómito

- No tomar ni comer nada hasta sentirse aliviado.
- Controlado el vómito, pueden tomarse líquidos claros (caldos o consomés sin grasa, jugos de fruta colados y sin pulpa, limonada, naranjada, gelatina, miel, té, paletas heladas de agua, nieve de frutas...).
- Si se retienen bien los líquidos claros, probar dieta líquida.
- Aumentar el consumo gradualmente hasta llegar a una dieta blanda.

Ulceración en la boca

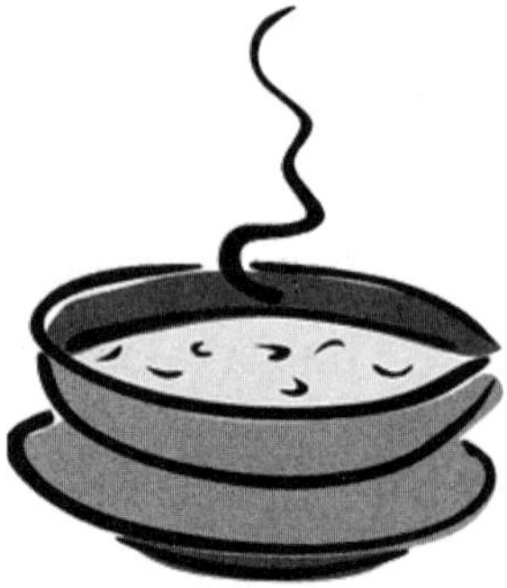

- Consumir alimentos de consistencia blanda, suaves, fáciles de masticar y deglutir.
- Cocer los alimentos para suavizarlos; evitar alimentos crudos (dieta suave).
- Licuar o triturar los alimentos, hacer purés.
- En caso de que las molestias sean severas: dieta líquida.
- Temperaturas: no muy caliente ni muy frío.
- Evitar irritantes: ácidos, picantes, muy salados, de textura gruesa, rasposa o cortante.

Xerostomía (boca seca; falta de salivación, saliva muy espesa)

- Aumentar "humedad de los alimentos": añadir salsas, caldos, jugo de carne.
- Alimentos ácidos o dulces estimulan salivación (evitarlo en caso de ulceración).

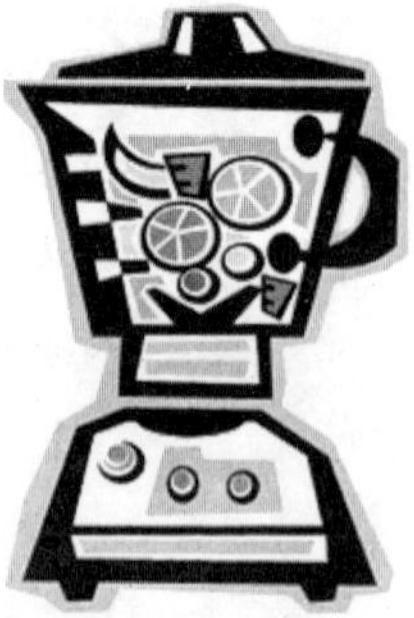

- Chupar paletas, dulces o masticar chicle puede estimular salivación.
- Preferir alimentos suaves, blan-

dos, que no se necesiten masticar mucho y sean fáciles de deglutir.
- Mantener agua al alcance en todo momento y dar pequeños sorbos frecuentemente.

Finalmente, es importante prevenir las posibles complicaciones a futuro en el paciente con LES:

Osteoporosis

La osteoporosis es una condición en la que los huesos se vuelven "porosos" y, por lo tanto, frágiles. Puede ser una complicación del paciente con LES debido al uso de corticosteroides durante un largo periodo. Las medidas nutricionales preventivas consisten en el consumo de suplementos de calcio (1000-1500 mg/día) y vitamina D (100-500 mg/día). Adicionalmente, debe limitarse el consumo de cafeína y alcohol, ya que éstos favorecen la desmineralización ósea.[5]

Aterosclerosis y enfermedades cardiovasculares

La aterosclerosis es una condición en la cual se depositan grasas en las arterias, de manera que las

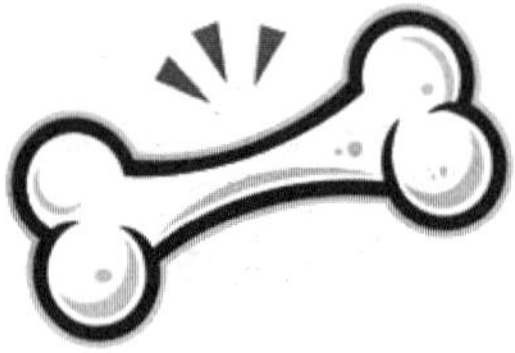

ocluyen y provoca un aumento en la presión arterial. Esta hipertensión arterial puede resultar en un daño a nivel renal en el largo plazo. Las medidas preventivas para estas alteraciones incluyen la reducción en el consumo de grasas (especialmente saturadas), no tabaquismo, consumo adecuado de vitaminas y minerales antioxidantes y el mantenimiento de un peso corporal adecuado. Puede ser necesaria una restricción de sal si el paciente ya presenta hipertensión.[9]

Conclusiones

La evaluación nutricional a fin de proporcionar al paciente la orientación en cuanto a lo que debe de comer y de evitar es recomendable desde el momento del diagnóstico y antes de iniciar el uso de algunos medicamentos, con esto podemos lograr la prevención de deficiencias de nutrimentos que puedan causar como consecuencia, algún daño crónico a algún órgano o sistema.

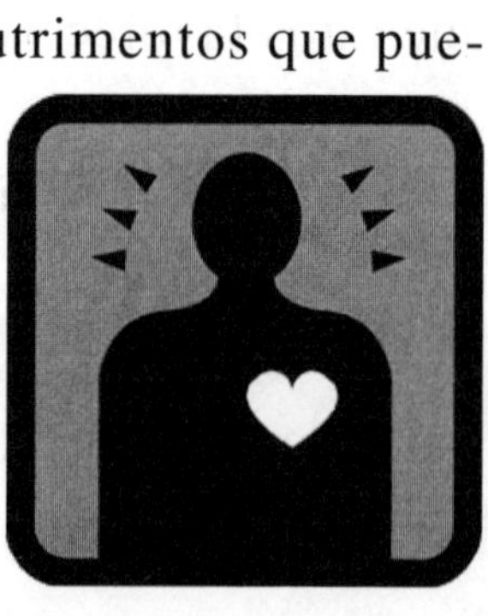

Referencias

1. Dorfman L. Medical nutrition therapy for rheumatic disorders. En: Mahan LK, Escott-Stump S, editores. Krause's food, nutrition and diet therapy. 11ª ed. EUA: Saunders; 2004.
2. Pongmarutani T, Alpert PT, Miller SK. Pediatric systemic lupus erythematosus: management issues in primary practice. J Am Acad Nurse Pract 2006; 18(6): 258-67.
3. Danchenko N, Satia JA, Anthony MS. Epidemiology of systemic lupus erythematosus: a comparison of worldwide disease burden. Lupus 2006; 15: 308-18.
4. NCPAD. Systemic lupus. [En línea] 2007 Feb 3 [citado 2008 Jul 5]; Disponible en: URL: http://www.ncpad.org/disability/fact_sheet.php?sheet=39&view=all#1
5. Brown AC. Lupus erythematosus and nutrition: a review of the literature. J Ren Nutr 2000 Oct; 10(4): 170-83.
6. Clark WF, Kortas C, Heidenheim AP, Garland J, Spanner E, Parbtani A. Flaxseed in lupus nephritis: a two-year nonplacebo-controlled crossover study. J Am Coll Nutr 2001; 20 (Supl 2): 143-8.
7. Minami Y, Sasaki T, Arai Y, Kirusi Y, Hisamichi S. Diet and systemic lupus erithematosus: a 4 year prospective study of Japanese patients. J Rheumatol 2003; 30(4): 747-54.
8. Bourges H, Casanueva E, Rosado JL, editores. Recomendaciones de ingestión de nutrimentos para la población mexicana. Bases fisiológicas 1: Vitaminas y nutrimentos inorgánicos. México: Ed. Médica Panamericana; 2001.
9. NIH, NIAMS. Lupus: a patient care guide for nurses and other health professionals. 3ª ed. EUA: NIAMS.

Fisioterapia para pacientes con LES

La fisioterapia se hace necesaria en esta enfermedad ya que presentan consigo procesos inflamatorios y dolor articular. Hay que tener en cuenta que se trata de una enfermedad crónica, donde la fisioterapia no pretende curar la enfermedad, pero sí mantener la mejor calidad de vida que le podamos ofrecer a nuestro paciente. Habrá que tomar en cuenta, una serie de precauciones para el tratamiento de estos pacientes. Las sesiones de tratamiento no deben ser largas, ya que se puede provocar una nueva inflamación o exacerbar la ya existente, además de provocar más dolor y agotamiento al paciente. La fisioterapia en este tipo de pacientes debe realizarse en forma lenta, tratando de mantener y aumentar los arcos de movilidad, pero siempre bajo la regla de **no dolor**. En el caso de los pacientes que tienen buena fuerza muscular se podrán realizar ejercicios con resistencia suave y nunca forzar las articulaciones, mantenerse motivado durante el trabajo resulta muy benéfico para el paciente ya que debe conocer el comportamiento de su enfermedad y saber que el periodo mas limitante pasará pronto, para así poder continuar con su vida diaria normal.

El lupus se puede definir con dos periodos, el periodo de brote o agudo y el periodo de receso o estable.

Periodo agudo

El objetivo principal es reducir el dolor, la inflamación y conservar en lo posible la movilidad para las actividades de la vida diaria, evitando la rigidez y la atrofia muscular, tomando en cuenta que en este periodo el paciente debe encontrarse con periodos de descanso y con tratamiento medicamentoso. Además es de suma importancia que en este periodo se realicen ejercicios respiratorios para mejorar la capacidad ventilatoria y evitar acúmulo de secreciones por el sedentarismo.

Programa de ejercicios

Ejercicios respiratorios

Inhalar por la nariz profundamente llenando pulmones y abdomen sostener la respiración por 5 segundos y exhalar por la boca.

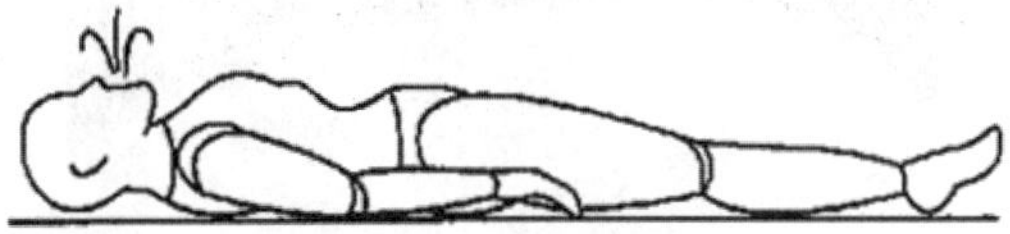

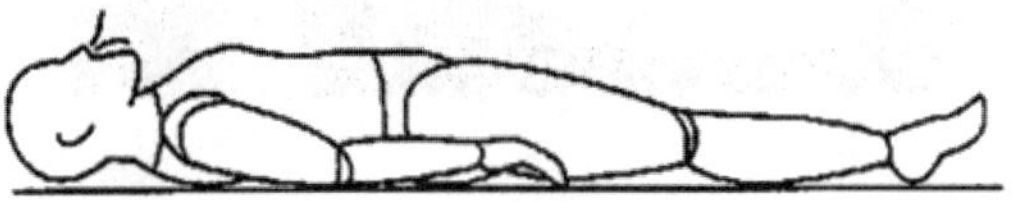

3 repeticiones.

Inhalar por la nariz profundamente llenando pulmones y abdomen, levantar ligeramente la cabeza y exhalar por la boca.

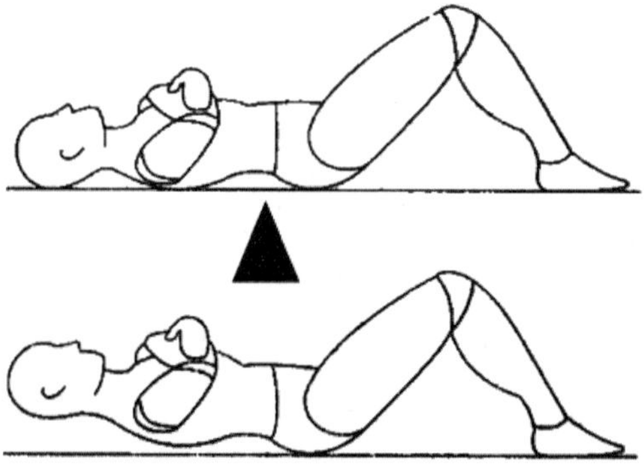

3 repeticiones.

Inflar globos inhalando por la nariz profundamente y exhalar por la boca, un máximo de 10 globos.

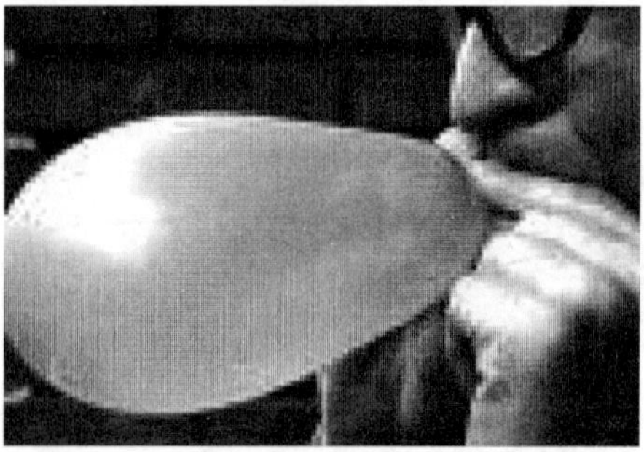

Hacer uso de triflo 20 repeticiones cada 3 horas.

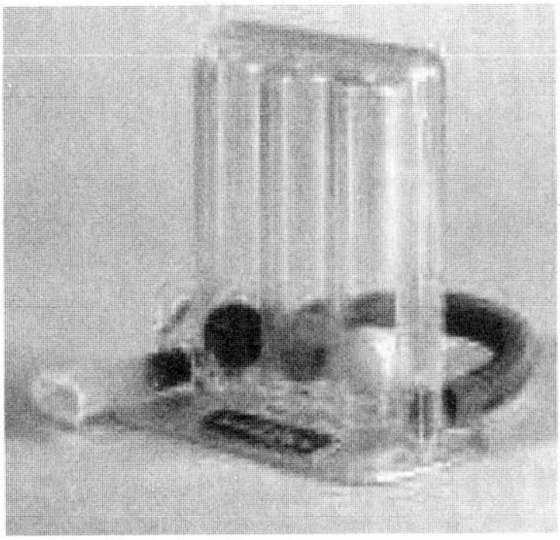

Ejercicios isométricos (ejercicios que contraen el músculo pero sin movimiento) para mantener fuerza muscular.

Acostado boca arriba, colocar una almohada debajo de las rodillas y apretar la almohada, sostener 10 segundos y descansar 5 segundos, repetir el mismo ejercicio 20 veces y realizarlo por lo menos 3 veces al día.

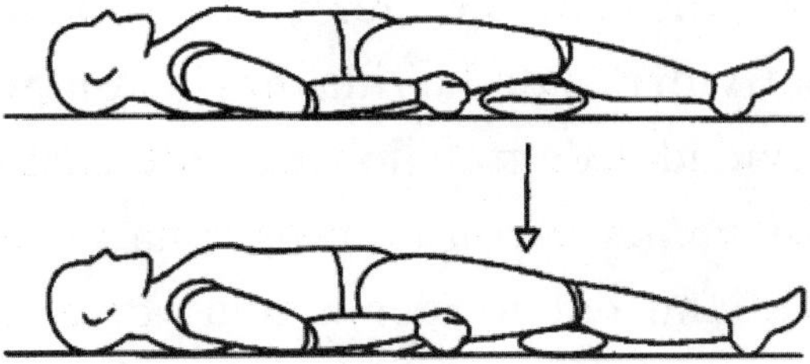

Acostada boca arriba, con las rodillas flexionadas, colocar una almohada entre las piernas sujetándola con las rodillas, apretar la almohada 10 segundos, descansar 5 segundos, repetir el mismo ejercicio 20 veces y realizarlo por lo menos tres veces al día.

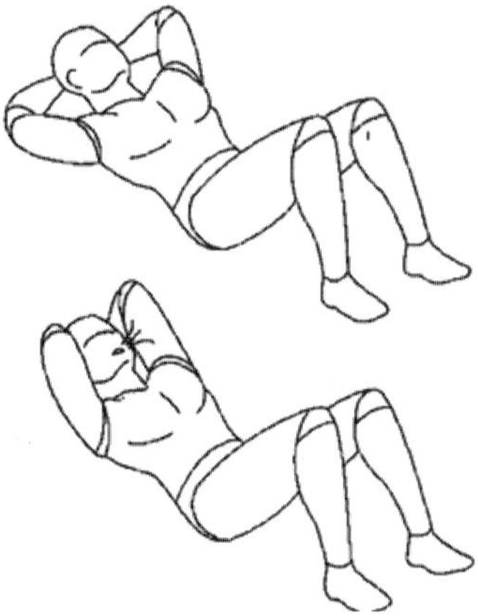

NOTA. En este periodo está contraindicado el calor tanto local como profundo por las complicaciones vasculares asociadas a la enfermedad.

Periodo estable

En este periodo el objetivo principal es mejorar la fuerza muscular con ejercicios de resistencia, realizar las actividades de la vida diaria completamente y las actividades de trabajo (fuera de casa) y de ser posible mantenerse con un programa extra de ejercicio cotidiano por lo menos una vez a la semana como la natación, bicicleta fija o caminadora a baja resistencia.

Hincado en posición de alabanza bajar el cuerpo estirando los brazos contar 5 segundos y regresar.

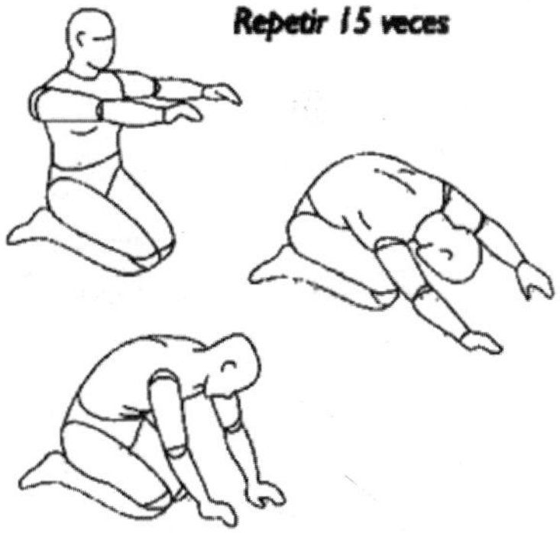

Acostado boca arriba llevar las rodillas hacia el pecho, primero la pierna derecha, luego la izquierda y luego las dos juntas. Se realizarán 15 repeticiones.

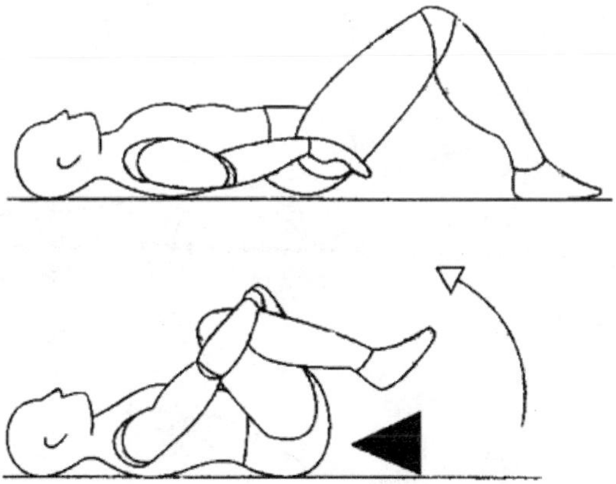

Acostado de lado levantar una pierna, primero hacia arriba, regresar y luego hacia atrás, 15 repeticiones de cada lado.

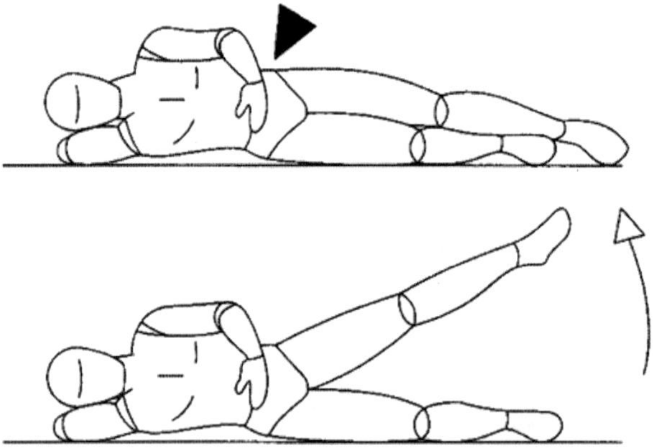

Acostado boca abajo, levantar una pierna recta, cuando baja no tocar el piso, 15 repeticiones de cada lado.

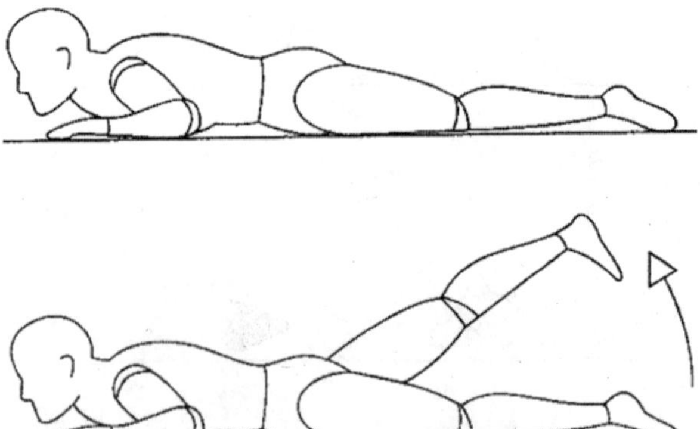

En posición de gato, meter cabeza contrayendo abdomen, contar 3 segundos en esa posición y regresar, 15 repeticiones.

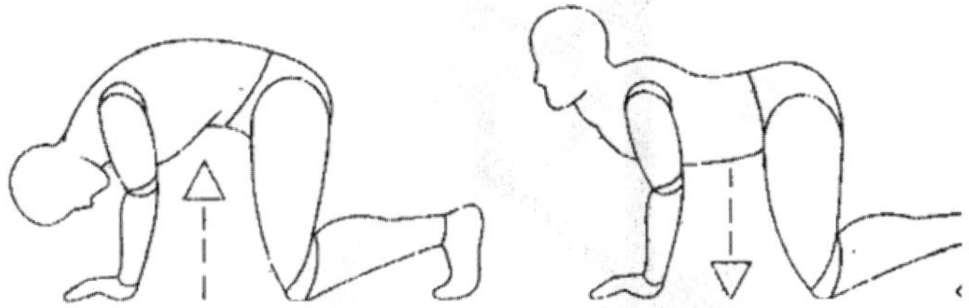

Hacer ejercicio con bicicleta fija durante 15 ó 20 minutos diarios, la resistencia dependerá de la fuerza que se vaya obteniendo.

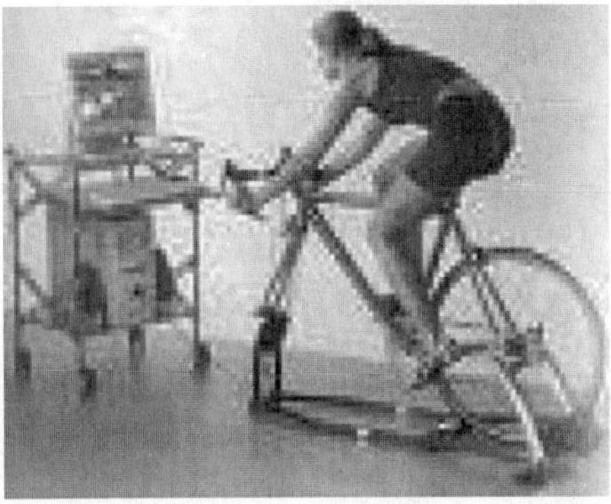

Hacer ejercicio con caminadora durante 15 minutos diarios, la resistencia e inclinación dependerá de la fuerza que se vaya obteniendo.

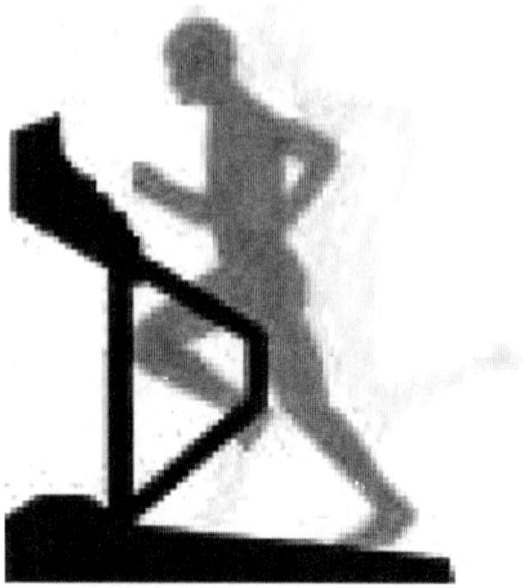

Realizar natación por lo menos una vez por semana.

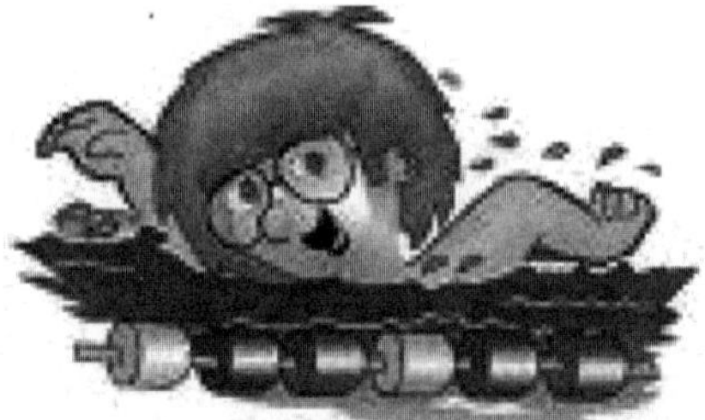

NATACIÓN

NOTA. Es muy importante que en este periodo no se abuse del trabajo para evitar cualquier nuevo brote.

¿Cómo se realiza el control de la fertilidad en pacientes con *LES*?

Debido a que la mayoría de las mujeres diagnosticadas con lupus están en sus años fértiles, en algún momento eligen evitar temporalmente el embarazo, ya sea por disminuir los riesgos de posibles complicaciones de su enfermedad o por elección personal, como cualquier mujer; lo que hace surgir el cuestionamiento de ¿qué método de control de fertilidad debería utilizar?

Aunque el consenso general es prescindir del uso de hormonales orales que contengan estrógenos por el potencial que tienen para subir de peso, elevar la presión arterial o favorecer problemas circulatorios y la presencia de trombosis, que por otro lado, también pueden ser condiciones asociadas al propio lupus o a su tratamiento, la conclusión es que cada caso debe ser evaluado cuidadosamente para tomar una decisión.

¿Qué sucede con las mujeres que no tienen síndrome de antifosfolípido y usan hormonales que contienen estrógenos?

Pueden ser una buena opción, si existe un perfil de baja actividad de la enfermedad y si no se conjuntan otros factores de riesgo, como el tabaquismo, antecedentes familiares de cáncer de mama, hipertensión arterial, etc. Una mujer con enfermedad leve que tiene tratamiento anticonceptivo con hormonales y no presenta otros problemas, no tiene que suspenderlos, especialmente cuando por alguna razón no le sea posible utilizar un método distinto.[7]

¿Y respecto a otros métodos?

Siguiendo las nociones generales, los dispositivos intrauterinos, colocados por vía vaginal, tienden a evitarse por la posibilidad de complicaciones como la perforación, el sangrado, y las infecciones pélvicas.

Los anticonceptivos de barrera como los condones y el diafragma son, de este modo, las mejores opciones. Aunque por datos estadísticos se sabe que son métodos menos eficaces para evitar el embarazo, si son comparados con los hormonales y con el dispositivo intrauterino, es necesario usarlos correctamente y asociar su uso a espermaticidas para que alcancen tan alto efecto como el de los hormonales. Debe tenerse presente que muchos de los embarazos no deseados en parejas que utilizan métodos de barrera, con frecuencia se asocian a uso inadecuado (no se siguen las instrucciones) o a dificultades durante su empleo (falla para usarlos). Una ventaja adicional es que los condones, son también un método de protección contra enfermedades transmitidas sexualmente, incluyendo la transmisión del virus de inmunodeficiencia humano (VIH).

Llegado el momento y una vez que exista la certeza de no desear un nuevo embarazo, se puede considerar la posibilidad quirúrgica (salpingoclasia o ligadura de trompas) con la consideración de que es un método permanente, reversible sólo en algunos casos.[8]

¿En qué pacientes no es recomendable utilizar hormonales?

Existe fuerte evidencia de que las mujeres con síndrome antifosfolípido deben evitar hormonales por el mayor riesgo de trombosis.

Los criterios generales para la **no** utilización de hormonales son: la hipertensión arterial, la presencia de migraña o dolor de cabeza, la elevación de colesterol y triglicéridos, antecedentes o factores de riesgo para trombosis y pacientes con síndrome antifosfolípido.[5]

Nota adicional

Es importante recordar que los esteroides prescritos para tratar el lupus y la misma enfermedad pueden causar suspensión temporal de las menstruaciones (amenorrea), por lo que, si hay omisión de un periodo, no debe asumirse que exista un embarazo.

Desde otra perspectiva, un embarazo no planeado durante un periodo de actividad de la enfermedad puede afectar negativamente la salud de la paciente o exponer al producto a los medicamentos que deberán utilizarse para control de la enfermedad.[9]

Utilización de anticonceptivos en adolescentes con lupus

Sin duda alguna, los hormonales orales son la elección preferida por las adolescentes en general, su uso genera preocupación cuando la adolescente padece lupus por los riesgos anteriormente señalados. La selección del método apropiado para las adolescentes, estará basada en el caso individual, sin descartar que bajo supervisión médica especializada, los hormonales podrían utilizarse en jovencitas con enfermedad estable, sin factores adicionales de riesgo y sin síndrome de antifosfolípido.[10]

Referencias

1. Sánchez GJ, Uribe AG, Jiménez SL, et al. A trial of contraceptive methods in women with systemic lupus erythematosus. N Eng J Med 2005; 353(24): 2539-49.
2. Petri M, Kim MY, Kalunian KC, et al. Combined oral contraceptives in women with systemic lupus erythematosus. N Eng J Med 2005; 353(24): 2550-8.
3. Cutolo M, Sulli A, Capellino S, Villaggio B, Montagna P, Seriolko B, Straub RH. Sex hormones influence on the immune system: Basic and clinical aspects in autoimmunity. Lupus 2004; 13(9): 635-8.
4. Hughes GC, Clark EA. Regulation of dendritic cells by female sex steroids: relevance to immunity and autoimmunity. Autoimmunity 2007; 40(6): 470-81.
5. Orozco-Medina JH. Lupus. Guía de pacientes y familiares. Guadalajara: Fundación Mexicana de Lupus. 1994: 41-42.
6. Gordon C, Wallace DJ, Shinada S, Kalunian KC, Forbess L, Braunsstein GD, Weissman MH. Testosterone patches in the management of patients with mild/moderate systemic lupus erythematosus. Rheumatology 2008; 47(3): 334-8.
7. Dibner R, Colman C. Chapter 4 y Chapter 5. Treatments for lupus y managing your health. En: Lupus. Handbook for Women. Simon & Schuster 1994: 64-96.
8. Blau SP, Schultz D. Chapter Nine. A prudent approach to pregnancy. En: Living with lupus. Addison-Wesley Publishing Company. Primera edición. 1993: 133-48.
9. Arthritis Foundation. Lupus. A guide to diagnosis and treatment. Booklet. Pp.16-17.
10. Tincani A, Unzo M, Lojacono A, Cattalini M, Meini A. Contraception in adolescents with systemic lupus ery-

thematosus. Lupus 2007; 16(8): 600-5.

11. Gompel A. Piette JC. Systemic lupus erythematosus and hormone replacement therapy. Menopause Int 2007; 13(2): 65-70.
12. Buyon JP, Petri MA, Kim MY, et al. The effect of combined estrogens and progesterone hormone replacement therapy on disease activity in systemic lupus erythematosus: a randomized trial. Ann Inter Med 2005; 142(12 Pt 1): 953-62.

¿Puedo utilizar hormonas si tengo lupus?

La respuesta no es sencilla, porque a lo largo de la vida de las mujeres existen etapas donde es común requerir hormonas para el control de fertilidad, o bien, durante la menopausia para disminuir las molestias asociadas al climaterio o como tratamiento complementario para la prevención de osteoporosis. Pero por otro lado, existen evidencias a favor de que los estrógenos pueden activar la enfermedad y esto ha sido causa continua de preocupación, sin embargo, también existen demostraciones de que aún utilizando estrógenos como método anticonceptivo durante un año de seguimiento, no hubieron mayores recaídas, la enfermedad se mantuvo estable y sin cambios relevantes en su curso; sin mayores diferencias entre estas pacientes y aquellas que utilizaron píldoras con progesterona, dispositivo intrauterino, etinilestradiol y noretindrona, o placebo (producto inactivo).[1,2] La razonable discordancia entre los resultados descritos, da lugar a que no exista una respuesta única y conduce al médico a tomar decisiones en el contexto individual de cada paciente, valorando los riesgos y los beneficios de la utilización contra la no utilización de hormonales, particularmente los estrógenos.

Pero, ¿porqué existen limitaciones o contraindicaciones para el uso de hormonas si tengo lupus?

Porque las hormonas sexuales juegan un papel importante como moduladores del inicio y del mantenimiento de la respuesta de autoinmunidad presente en el lupus. Las hormonas esteroideas que son predecesoras de las hormonas sexuales, forman estrógenos que actúan como potenciadores de la respuesta de los linfocitos (un subtipo de glóbulos blancos) formadores de anticuerpos dirigidos en contra de componentes propios del organismo y de otras células especializadas del sistema inmunológico llamadas dendríticas. En contraposición, los andrógenos y la progesterona actúan como supresores naturales de la respuesta inmunológica.[3,4]

En la década de los 60 hubo reportes de activación del lupus con el uso de hormonales. Pero a la fecha, las formulaciones han cambiado, la cantidad o concentración de estrógenos han disminuido y la presencia de tartrazina como preservador, que en algún momento se consideró capaz de predisponer a la enfermedad, ya no es utilizada.[5]

Otros estudios de pacientes con lupus han mostrado que tanto hombres como mujeres parecen metabolizar los estrógenos de modo distinto a personas sin la enfermedad y algunos investigadores están intentando el tratamiento de la enfermedad leve o moderada a través de hormonas masculinas que suprimen la gran reactividad del sistema inmune presente en el lupus.[6] Los resultados hasta este momento no son concluyentes y los datos previos con bromocriptina (que suprime la producción de prolactina) y leuperolide (que suprime la función ovárica) mostraron cierto efecto inmunosupresor en el lupus.[7] Sin embargo, es necesario conducir nuevos estudios para saber si alguna de estas manipulaciones hormonales alcanzan verdadera utilidad terapéutica.

Terapia de reemplazo hormonal (TRH) en mujeres postmenopáusicas con lupus

Las mujeres con lupus tienen una mayor predisposición a cursar con una menopausia prematura, presentar osteoporosis y enfermedad cardiovascular, por lo que el tratamiento de reemplazo hormonal, para los síntomas climatéricos y la prevención o tratamiento de la osteoporosis son un problema real a tratar. El consenso general es no utilizar la TRH en mujeres con enfermedad activa y con síndrome de antifosfolípidos. Pero pueden ser utilizados en pacientes sin actividad y sin las condiciones o factores de riesgo que hemos señalado, teniendo presente la posibilidad de utilizar estrógenos no orales, como los compuestos locales, o bien, parches cuyo impacto es menor sobre el riesgo de trombosis o progesterona y sus derivados.[11]

Sin duda, los beneficios de la TRH deben ser evaluados contra el riesgo de actividad leve, citamos otro estudio reciente, donde no se pudo demostrar una mayor frecuencia de brotes graves de actividad en pacientes postmenopáusicas con lupus, aunque la probabilidad de un brote de actividad leve o moderada era un poco mayor en el grupo que recibió terapia hormonal que en el grupo con placebo durante el año de seguimiento del estudio.[12]

Nota final

La última palabra no está dicha. La mejor alternativa para cada paciente, será decidida por ella misma junto con sus médicos tratantes. Una relación de confianza entre médico y paciente, ayudará a entender las necesidades de cada mujer y de esta manera, tomar la mejor decisión, con los menores riesgos y con los mejores resultados.

Referencias

1. Sánchez GJ, Uribe AG, Jiménez SL, et al. A trial of contraceptive methods in women with systemic lupus erythematosus. N Eng J Med 2005; 353(24): 2539-49.
2. Petri M, Kim MY, Kalunian KC, et al. Combined oral contraceptives in women with systemic lupus erythematosus. N Eng J Med 2005; 353(24): 2550-8.
3. Cutolo M, Sulli A, Capellino S, Villaggio B, Montagna P, Seriolko B, Straub RH. Sex hormones influence on the immune system: Basic and clinical aspects in autoimmunity. Lupus 2004; 13(9): 635-8.
4. Hughes GC, Clark EA. Regulation of dendritic cells by female sex steroids: relevance to immunity and autoimmunity. Autoimmunity 2007; 40(6): 470-81.
5. Orozco MJH. Lupus. Guía de pacientes y familiares. Fundación Mexicana de Lupus. Guadalajara: 1994: 41-42.
6. Gordon C, Wallace DJ, Shinada S, Kalunian KC, Forbess L, Braunsstein GD, Weissman MH. Testosterone patches in the management of patients with mild/moderate systemic lupus erythematosus. Rheumatology 2008; 47(3): 334-8.
7. Dibner R, Colman C. Chapter 4 y Chapter 5. Treatments for lupus y managing your health. En: Lupus. Handbook for women. Simon & Schuster 1994pp. 64-96.
8. Blau SP, Schultz D. Chapter Nine. A prudent approach to pregnancy. En: Living with lupus. Addison-Wesley Publishing Company. Primera edición. 1993 pp. 133-48.
9. Arthritis Foundation. Lupus. A guide to diagnosis and Treatment. Booklet. Pp.16-17.
10. Tincani A, Unzo M, Lojacono A, Cattalini M, Meini A.

Contraception in adolescents with systemic lupus erythematosus. Lupus 2007; 16(8): 600-5.

11. Gompel A. Piette JC. Systemic lupus erythematosus and hormone replacement therapy. Menopause Int 2007; 13(2): 65-70.
12. Buyon JP, Petri MA, Kim MY, et al. The effect of combined estrogens and progesterone hormone replacement therapy on disease activity in systemic lupus erythematosus: a randomized trial. Ann Inter Med 2005; 142(12 Pt 1): 953-62.

¿Aumenta el riesgo de aborto si tengo LES?

Esta pregunta no es fácil de contestar debido a que se carece de suficiente información para ser respondida en forma categórica, sin embargo se ha observado que cuando una mujer tiene actividad de lupus durante el embarazo aumenta la posibilidad de partos prematuros. Otro factor asociado a prematurez es la presencia de anticuerpos anticardiolipinas que algunas pacientes pueden tener en la circulación.

La nefropatía activa (se refiere a que hay daño de los riñones por lupus), hipertensión arterial y proteinuria (pérdida de proteínas por la orina), uso de dosis mayores de 20 mg de prednisona (esteroide) son factores que se relacionan con productos prematuros o a muerte fetal. Por lo tanto el hecho de que una mujer curse con actividad durante el embarazo puede relacionarse a complicaciones.

Por otra parte existe una mayor probabilidad de ruptura de membranas (ruptura de la "fuente") en pacientes con lupus comparada con la población que no padece esta enfermedad. No parece estar relacionada a que la enfermedad se active.

Lo más recomendable es que una mujer se embarace cuando su enfermedad está controlada o inactiva; sin embargo esto no evita que durante el embarazo haya una reactivación o recaída de la enfermedad. Más del 30% de las pacientes con lupus tienen "brotes" de actividad durante el embarazo. La posibilidad de estos brotes es menor si la mujer se embaraza cuando la enfermedad está controlada.

Una de cada 3 embarazadas puede tener recaída que generalmente incluye la afección en piel y articulaciones, pero potencialmente puede haber manifestaciones clínicas de otros órganos, por lo que es importante que se tenga una estrecha vigilancia por parte del reumatólogo.

Las recaídas pueden producirse en cualquier época del embarazo aunque algunos estudios han mostrado que ocurre más entre la semana 14 y 27 y a las 8 semanas después del parto.

Es importante mencionar que no sólo el lupus puede causar manifestaciones durante el embarazo, hay otras enfermedades como la preeclampsia que puede presentarse en forma similar al lupus.

Por lo anterior es primordial que una paciente que desee embarazarse lo comente con su médico para tener un monitoreo estrecho del embarazo.

Referencias

Cuadrado MJ, Khamashta M. Embarazo y enfermedades reumáticas. Tratado Hispanoamericano de Reumatología. Schering-Plough 2007: 1415-24.

¿Se afecta la actividad sexual en pacientes con *LES*?

Las relaciones sexuales se llevan a cabo sin ningún problema ni contraindicación, excepto en pacientes en quienes está asociado un síndrome de Sjögren, con sequedad importante de la mucosa vaginal que requiere el uso de jalea lubricante, para evitar lesión de la mucosa y en pacientes con necrosis aséptica de las cabezas femorales, existen problemas por la separación de los miembros que se encuentra muy limitada mientras se explora.

La vida sexual puede verse deteriorada, por la imagen que los pacientes ven por si mismos como los cambios físicos desde la presencia de eritema facial hasta los cambios que pueden presentarse corporalmente, algunos como el aumento de peso, lesiones en la piel, caída de cabello, dolores en articulaciones, todo esto conlleva a veces a que la relación sexual entre los pacientes se vea afectada.

Uno de los conocimientos más importantes que deben conocer es que la sintomatología puede ser transitoria apoyado en la terapéutica empleada con lo cual mejorarán, pero también el uso de algunos de los medicamentos como el esteroide puede ser una causa del sobrepeso y cambio en el aspecto físico, la etapa más álgida del padecimiento y que varía en cada paciente está relacionado al tipo de órgano afectado y la terapéutica en dosis altas de determinados medicamentos que es necesaria en su momento pero que puede complicar la autoestima del paciente por lo que el apoyo médico es fundamental, pero es el paciente quien necesita mantener su autoestima, modificar hábitos de alimento en esta etapa, mantener alternativas para su arreglo y mantener su vida sexual sin el prejuicio de que la enfermedad no se lo permite.

Los efectos sobre la función sexual de los pacientes con lupus debidos a la cronicidad del padecimiento, terapéutica empleada, depresión, fatiga, pérdida de empleo, problemas socioeconómicos, estrés, fibromialgia y autoestima aún quedan por definirse. Se conocen algunos criterios para conocer si está en disfunción sexual.

Amenorrea

Definido como alteraciones en el ciclo menstrual, en el cual las mujeres pierden la frecuencia del ciclo cada mes, cuando esto no está relacionado con la probabilidad de embarazo en mujeres con vida sexual activa, se sabe que ocurre en general por actividad del padecimiento pues hay estudios que han probado que no existe disfunción ovárica en las mujeres jóvenes con lupus, se sabe que mantienen buena reserva en el ovario y a pesar de que algunas requieren del uso de inmunosupresores se ha demostrado que estos influyen poco en este desenlace.

Referencias

Balon R. The DSM criteria of sexual dysfunction: need for a change. J Sex Marital Ther. 34(3): 186-97

Bronner G. Female sexual function and chronic disease. Harefuah 2006; 145(2): 114-6, 165-6.

¿Qué es el síndrome antifosfolípido?

El término síndrome significa un conjunto de síntomas (lo que el paciente refiere tener) y signos (lo que el médico puede corroborar) que se presentan juntos independientemente de su causa. En el caso del síndrome antifosfolípido, no se conoce su causa pero se puede manifestar con trombosis (un cóagulo obstruye un vaso) de venas o arterias, trombocitopenia (disminución en el número de plaquetas que circulan en la sangre y que normalmente sirven para coagular en caso de hemorragia), anemia hemolítica (los glóbulos rojos o eritrocitos se destruyen por anticuerpos, lo que causa anemia), pérdidas de embarazos en forma repetida, úlceras en las piernas. En algunos casos se pueden afectar las válvulas del corazón, la médula espinal o el cerebro. Es importante aclarar que estas manifestaciones no ocurren juntas, pero cualquiera de ellas va acompañada de la detección en sangre de anticuerpos específicos que menciono porque son necesarios para el diagnóstico: anticoagulante lúpico, anticardiolipinas (hay 2 tipos IgG e IgM) y antiB2glucoproteina 1 (también 2 tipos IgG e IgM). Es el Reumatólogo el que establece el diagnóstico a través de solicitar los exámenes pertinentes.

Este síndrome es más frecuente en mujeres que en hombres.

El síndrome puede presentarse sin causa aparente y se le conoce como primario, o bien puede presentarse en un paciente que padece lupus en cuyo caso es secundario.

En relación a las pérdidas de embarazo se sospecha el síndrome cuando ocurren: 1. 3 ó más abortos (cuando es menor de 10 semanas de gestación) consecutivos, que no sean explicados por otras causas; 2. una o más muertes fetales (más de 10 semanas de embarazo) y 3. prematurez (menos de 34 semanas de gestación) debido a preeclampsia leve, eclampsia o a insuficiencia placentaria importante. La preeclampsia y eclampsia se presentan durante el embarazo con edema de piernas, proteínas en la orina, aumento de la presión arterial y en el caso de la eclampsia con convulsiones.

Las mujeres con síndrome antifosfolípido tienen niños de bajo peso para la edad o bien nacen prematuros en forma más frecuente que la población que no tiene el síndrome.

No se recomienda determinar si una mujer tiene o no estos anticuerpos a menos que desarrollen alguna de las manifestaciones mencionadas anteriormente.

Referencias

Alarcón SD, Delezé M, Oria CV, Sánchez Guerrero J, Gómez PL, Cabiedes J, et al. Antiphospholipid syndrome in systemic lupus erythematosus. A prospective analysis of 500 consecutive patients. Medicine 1989; 68: 353-65.

Cuadrado MJ, Khamashta MA. Embarazo y enfermedades reumáticas. Tratado Hispanoamericano de Reumatología. 2007: 1415-25.

Wilson WA, Gharavi AE, Koike T, Lockshin MD, Branco DW, Piette JC, et al. International consensus statement on preliminary classification criteria for definite antiphospholipid syndrome. Report o fan international Workshop. Artritis Rheum 1999; 42: 1309-11.

¿Qué es la terapia biológica (Rituximab) para uso en LES?

Algunos pacientes tienen formas graves de lupus y su respuesta al tratamiento convencional no es la esperada, en ellos se pueden intentar la administración de terapia biológica, la cual consiste en administrar un anticuerpo dirigido a bloquear la acción de las células productoras de anticuerpos que es la célula B y que es uno de los mecanismos que se han postulado para que se produzca daño en lupus. Esta terapia está representada por rituximab la cual se administra en pacientes bien seleccionados por el reumatólogo.

Las manifestaciones de lupus en los cuales el medicamento podría estar indicado es cuando hay anemia hemolítica (anemia que se produce por la destrucción de los eritrocitos o glóbulos rojos por anticuerpos), alteración grave del sistema nervioso central (se manifiesta con un estado de confusión aguda (desorientación, alteraciones de la memoria, desconocimiento de los familiares, etc.), psicosis (que se puede manifestar con alucinaciones, conducta agresiva, etc.) entre otras manifestaciones y nefritis lúpica (daño de riñones que se manifiesta con pérdida de proteínas en la orina, disminución de la filtración y aumento de la presión arterial).

Este medicamento se administra en infusión intravenosa durante la cual pueden ocurrir algunos efectos adversos por lo que para minimizarlos se toman medidas preventivas administrando otros medicamentos. Los efectos secundarios más frecuentes son dolor de cabeza, disminución o aumento de la presión arterial, erupción cutánea, ronchas, comezón, fiebre, escalofríos, dolor articular, espasmos musculares, dolor abdominal, rinitis, irritación faríngea y broncospasmo. Posterior a la administración del medicamento puede haber infecciones principalmente de vías aéreas superiores y de vías urinarias.

No se recomienda administrar en pacientes que estén embarazadas o en mujeres que planean embarazarse durante el siguiente año a la administración del medicamento, o mujeres que estén amamantando porque puede ser absorbido por el bebé. No hay suficiente experiencia para que se pueda administrar a niños.

Se recomienda vacunar a los pacientes hasta 4 semanas antes ó 6 meses después de administrar el rituximab. Las vacunas que se pueden aplicar son: antitetánica, difteria, neumococo e influenza. Las vacunas que contienen virus vivos no se recomiendan.

El médico será quien brinde la asesoría al paciente de cuando esté indicada la administración del rituximab, las dosis y evaluar la respuesta. No todos los pacientes son candidatos aún cuando presentaran alguna de las manifestaciones mencionadas al principio.

La mortalidad de lupus se ha reducido en la actualidad porque se conoce más de los mecanismos que producen la enfermedad y del desarrollo de terapias más efectivas para tratar esta enfermedad.

Referencias

Pérez MV, Hernández C, Portales PD, Abun MC, González AR. Clinical and immunological effects of Rituximab in patients with lupus nephritis refractory to convencional therapy: a pilot study. Artritis Res Ther 2006; 8: R83.

Silverman G. Artritis Rheum 2003; 48: 1484-92.

Tokunaga M, Saito K, et al. Efficacy of Rituximab (anti-CD-20) for refractory systemic lupus erythematosus involving the central nervous system. Ann Rheum Dis. 2007; 66: 470-5.

Weide R. Lupus 2003; 12: 779-82.

¿El lupus puede ser provocado por medicamentos?

Sí. El lupus provocado por medicamentos se conoce como "lupus inducido por drogas", "síndrome de lupus-like", "lupus eritematoso medicamentoso" o "lupus relacionado a drogas"; y difiere de la enfermedad llamada lupus eritematoso sistémico idiopático en varios aspectos; el más importante es que los síntomas del "lupus inducido por drogas" desaparecen por completo cuando se retira el medicamento que provocó su aparición a diferencia del lupus eritematoso sistémico idiopático que es una enfermedad autoinmune de causa desconocida que se puede controlar con tratamiento pero no se cura.

Características generales

El lupus inducido por medicamentos es un síndrome; es decir un conjunto de síntomas y alteraciones en la sangre parecidas a las del lupus eritematoso sistémico idiopático y se asocia a la ingesta de un medicamento, este síndrome aparece después de días, meses o incluso años de estar tomando el fármaco. Actualmente se conocen más de 80 medicamentos que pueden provocar lupus y en el cuadro 1 se muestran los más importantes.

Cuadro 1. Medicamentos asociados al desarrollo de lupus

Riesgo alto
• Hidralazina
• Procainamida
• Isoniazida
• Cloropromazina
• Metildopa
• Minociclina
Riesgo medio
• Sulfasalazina
• Anticonvulsivos
• Estatinas
• D-penicilamina
• Drogas antitiroideas
• Beta-bloqueadores
Riesgo bajo
• Captopril
• Penicilina
• Tetraciclinas
• Bloqueadores TNF-□

Se presentan de 15,000 a 30,000 casos por año, afectando por igual a hombres y a mujeres; la edad de aparición varía dependiendo del medicamento que lo provoca.

El lupus inducido por drogas puede presentarse de 3 maneras:

1. La forma sistémica se refiere a pacientes que tienen manifestaciones de la enfermedad en varias partes del cuerpo, como do-

lor en articulaciones, dolor muscular, fiebre, alteraciones en la sangre y pérdida de peso entre otras.

2. En la forma cutánea subaguda los pacientes presentan lesiones en la piel que semejan placas escamosas en forma de anillo y
3. La forma cutánea crónica en donde aparecen lesiones en la piel con atrofia central.

Síntomas

Los síntomas pueden iniciar de repente o aparecer lentamente en un periodo de semanas o meses.

Las manifestaciones más frecuentes son: dolor en las articulaciones (artralgias), dolor muscular (mialgias), inflamación de las articulaciones (artritis), fiebre, malestar general, pérdida del apetito y pérdida de peso.

También puede encontrarse inflamación de la capa que recubre al pulmón (pleuritis) o al corazón (pericarditis).

La piel puede afectarse apareciendo ronchas o nódulos en brazos y piernas (eritema nodoso), lesiones rojizas en el cuerpo (púrpura) y raramente enrojecimiento de la cara en la zona de los pómulos (eritema malar).

Los riñones, el hígado y el sistema nervioso se afectan con menos frecuencia.

Alteraciones de laboratorio

Característicamente aparecen en este síndrome unos anticuerpos llamados anti-histonas en el 50 a 80% de los pacientes. Estos son proteínas que se dirigen contra componentes del núcleo de las células, también pueden encontrarse en el lupus idiopático e incluso en otras enfermedades reumáticas.

Los anticuerpos antinucleares y los anticuerpos antifosfolípidos pueden estar presentes. Los anti-ADN ds son raros, aparecen en menos del 5% de los pacientes y los anti-Sm están ausentes.

También puede encontrarse disminución de las células de la sangre como los glóbulos blancos, glóbulos rojos y más raramente de las plaquetas. La velocidad de sedimentación globular generalmente se encuentra elevada, la proteína C reactiva normal y puede encontrarse disminución del complemento (C3 y C4).

Causas del lupus inducido por medicamentos

Factores genéticos

Existen algunos datos que sugieren qué factores heredados pueden predisponer a padecer el síndrome; se trata de proteínas que se encuentran en la superficie de las células llamadas HLA. El HLA DR-4, el HLA-DQB1 y el alelo nulo de C4 se han asociado a la aparición de lupus inducido por medicamentos.

Formación de metabolitos reactivos

Todos los medicamentos se metabolizan en el hígado gracias a enzimas especiales. Cuando se tiene la capacidad de metabolizar rápido los fármacos, éstos se eliminan con facilidad y no generan problemas en la salud; en esta condición es muy raro el lupus inducido por medicamentos. Sin embargo cuando no se tiene la capacidad de metabolizar rápidamente los medicamentos, éstos se transforman a metabolitos reactivos y son capaces de generar problemas en la inmunidad formando anticuerpos contra el propio organismo (autoanticuerpos) y alterando el reconocimiento de los tejidos propios.

Inhibición de la metilación del ADN

El ADN es el material genético que se encuentra dentro del núcleo celular, y normalmente el proceso enzimático de remodelación del ADN y regulación genética se conoce como metilación. Algunos medicamentos activados inhiben la metilación del ADN y generan defectos en la función de las células inmunológicas favoreciendo la autoinmunidad.

Medicamentos que provocan lupus

Hidralazina

Este medicamento es utilizado para controlar la hipertensión arterial o presión alta. Actualmente ya casi no se usa porque hay nuevos y mejores medicamentos. El lupus inducido por drogas se presenta en el 10% de los pacientes que reciben este tratamiento.

Procainamida

Es utilizada para controlar las arritmias cardiacas o trastorno en el ritmo del corazón, el lupus inducido por este medicamento se presenta después de 3 meses a 2 años de haberlo tomado y es más frecuente en hombres.

Isoniazida

Es utilizado como tratamiento de la tuberculosis; el lupus se presenta en menos de 1% de los pacientes que toman este medicamento y aparece después de 4 a 14 meses de haberlo tomado.

Minociclina

Es un antibiótico usado en el tratamiento del acné o espinillas, el lupus puede aparecer de 3 meses a 6 años después de haber tomado el medicamento. Es más frecuente en mujeres jóvenes.

Cloropromazina

Se utiliza en el tratamiento de las enfermedades mentales, el desarrollo de lupus se presenta en menos de 1% de los casos en pacientes que tomaron este medicamento durante más de 13 meses.

Anticonvulsivos

Los medicamentos utilizados para el tratamiento de las convulsiones como la difenilhidantoína, carbamazepina y etosuximida también se han relacionado a lupus pero con poca frecuencia.

Bloqueadores TNF-α

Los nuevos tratamientos para la artritis reumatoide que bloquean el factor de necrosis tumoral-α como el etanercept, el infliximab y el adalimumab también han sido asociados con lupus, pero sólo como informe de casos.

Estatinas

Estos medicamentos como la lovastatina, simvastatina y fluvastatina son utilizados para controlar el colesterol alto en la sangre (dislipidemia) y se han asociado con baja frecuencia a lupus después de varias semanas a 4 años de haberlos tomado.

Tratamiento

La base del tratamiento es suspender el medicamento que ha provocado el lupus. Los síntomas generalmente desaparecen de 4 a 6 semanas después de haber suspendido el medicamento, pero los autoanticuerpos pueden permanecer positivos durante 6 a 12 meses.

En ocasiones se necesita dar tratamiento específico para algunas manifestaciones.

La fiebre, artralgias y mialgias se controlan bien con antiinflamatorios, las lesiones cutáneas en ocasiones necesitan esteroides locales, la pericarditis y la pleuritis requieren tratamiento con esteroides orales y más raramente cuando hay daño renal el paciente debe recibir tratamiento completo con inmunosupresores similar al tratamiento que reciben los pacientes con daño renal secundario al lupus idiopático.

Referencias

Antonov D, Kazandjieva J, Etugov D, Gospodinov D, Tsankov N. Drug-induced lupus erythematosus. Clin Dermatol. 2004; 22(2): 157-66.

Borchers AT, Keen CL, Gershwin ME. Drug-induced lupus. Ann N Y Acad Sci. 2007; 1108:166-82.

Bray VJ, West SG, Schultz KT, Boumpas DT, Rubin RL. Antihistone antibodies profile in sulfasalazine-induce lupus. J Rheumatol 1994; 21: 2157-8.

Brogan BL, Olsen NJ. Drug-induced rheumatic syndromes. Curr Opin Rheumatol. 2003; 15(1): 76-80.

Mohan AK, Edwards ET, Cote TR, Siegel JN, Braun MM. Drug-induced systemic lupus erythematosus and TNF-alpha blockers. Lancet 2002; 360: 646.

Rubin RL. Drug-induced lupus. Toxicology. 2005; 209(2): 135-47.

Sarzi PP, Atzeni F, Capsoni F, Lubrano E, Doria A. Drug-induced lupus erythematosus. Autoimmunity. 2005; 38(7): 507-18.

Schlienger RG, Bircher AJ, Meier CR. Minocycline-induced lupus. A systematic review. Dermatology. 2000; 200(3): 223-31.

Shakoor N, Michalska M,Harris CA, Block JA. Drug-induced

systemic lupus erythematosus associated with etanercept therapy. Lancet 2002; 359: 579-80.
Vasoo S. Drug-induced lupus: an update. Lupus. 2006; 15(11): 757-61.

¿Qué son las Asociaciones de LES y en qué me pueden ayudar?

Cuando se tiene una enfermedad crónica como es el lupus eritematoso sistémico, existen muchas dudas acerca de la enfermedad, acerca de los medicamentos que se prescriben, acerca de los cuidados que se deben de tener, y en muchas de las ocasiones cuando se está frente al médico todas esas dudas no tienen respuesta por muchas razones, tiempo durante la consulta, falta de confianza para hacer las preguntas, o el médico utiliza términos demasiado técnicos y las respuestas no solamente no dieron mayor comprensión sino que dejaron mayor confusión.

El tener un grupo donde se tiene un tiempo especial en el que se les otorga información de la enfermedad, de los tratamientos, de los cuidados especiales, testimonios de otros pacientes, acompañamiento moral, actividades recreativas entre otros, permite que los pacientes y los familiares de enfermos con lupus entiendan mucho mejor la enfermedad, lo que lleva a una aceptación de la condición y un cuidado óptimo del mismo, y ese simple hecho permite que el paciente no sólo se sienta mejor sino que también permite que se lleve un control adecuado de la enfermedad.

Los avances en la medicina han permitido que existan cada vez más opciones de tratamiento para controlar la enfermedad, pero desgraciadamente a veces inalcanzables para muchas de las personas que padecen la enfermedad. También por ser enfermedades crónicas los tratamientos son prolongados y por tiempo indefinido además que muchas de las complicaciones requieren de hospitalizaciones, cirugías u otros procedimientos invasivos que por lo general son costosos, y es de gran utilidad el estar organizados de una manera institucional para poder recabar fondos necesarios para poder ayudar a los pacientes de bajos recursos con dichas enfermedades. Para constituirse de manera formal es importante ya sea que se forme una Asociación Civil o como una institución de Asistencia Privada, esto permite buscar la deducibilidad de impuesto y la búsqueda de apoyos económicos por tener una personalidad jurídica y patrimonio propio. Es importante conocer y asesorarse adecuadamente antes de constituirse ya que cada Entidad federativa tiene algunas reglas para ello y así como conocer los lineamientos federales, tener el registro ante hacienda y obtener la clave única de inscripción al registro federal de las organizaciones de la sociedad civil (CLUNI) este último documento permite tener el derecho a participar en el diseño de políticas públicas y acceder a los apoyos y estímulos que otorga la Administración Pública Federal. La Secretaría de Desarrollo Social tiene programas de coinversión social que pueden investigar en la siguiente dirección: www.indesol.gob.mx, en dicha página también pueden obtener información de notarios, oficinas en cada entidad federativa y obtener mayores informes sobre los diferentes apoyos que otorga dicha Secretaría.

Es importante que cada organización tenga algún médico reumatólogo como asesor, ya que esto permite que el Colegio Mexicano de Reumatología pueda avalar también dicho organismo y así ir creando redes con las diferentes asociaciones existentes en el país para tener comunicación entre unas y otras, para compartir experiencias, recomendar a algún paciente donde acudir si está en otra ciudad o cambia de residencia, pero también para unir los esfuerzos para que la sociedad, las autoridades tomen en cuenta a este grupo de pacientes y sean reconocidos para una pronta atención y recibir el tratamiento adecuado para cada necesidad sin limitaciones de ninguna índole. También permite realizar estudios e investigaciones que permitan apoyar a las organizaciones en el desarrollo de sus actividades. Otros de los beneficios es ser reconocidos y apoyados por agrupaciones importantes tales como dependencias gubernamentales, Colegio Mexicano de Reumatología, otras asociaciones de pacientes tanto nacionales como internacionales, instituciones de salud, laboratorios, hospitales, por mencionar algunas.

Las siguientes son asociaciones de lupus registradas:

Grupos de Apoyo para Pacientes con LES en México

Aguascalientes

Asociación Lupus Aguascalientes (ALA)
c/o Berenice Luévano-González, Presidenta
Morelos 411, int. 204
Centro Histórico
Aguascalientes, Aguascalientes 20000
Tel: +52 (449) 915-1076
Email: macusexy@yahoo.com.mx
Reuniones: Primer viernes de mes.

Chiapas

Asociación de Pacientes Reumáticos del Estado de Chiapas A.C.
Fundada en 2005.
Presidenta: Guadalupe Toscano Lucero.
Secretario: Rafael Montesinos Mazariegos.

Tesorera: Josefa Aguilar Gálvez.
Teléfonos: 961 60 00 431
Correo: toscaniigpe@hotmail.com
Asesores Médicos y Fundadores: Dr. Miguel Angel Talarico Citalan, Dra. Marcela Pizaña Serna y Dr. Freddy Esquinca.
Reuniones Mensuales
Conferencias Bimestrales.
Sede de la Asociación: Tuxtla Gutiérrez, Chiapas, México.

Chihuahua

Lupus de Chihuahua, IAP.
c/o Blanca Cecilia Ochoa-Rivera, Presidenta
Miguel de Unamuno 2013
Quinta Sebastián, VI Etapa
Chihuahua, Chihuahua 31125
Tels: +52 (614) 200-2993 & 200-2994
Celular: +52 (614) 196-2099
Email: grupo_salvador_lupus@hotmail.com

Coahuila
Asociación de Pacientes con Lupus, A.C.
c/o María Victoria Puente-Rivera, Presidenta
Calle 17 #2955
Col. Ampliación Morelos
Saltillo, Coahuila 25017
Tel: +52 (844) 135-6794

Email: apl.saltillo@hotmail.
com

Asociación de Lupus de Torreón, A.C.

c/o María Mayela de los Ánge-
les Valerio Candela, Presidenta
Calle Eduardo Guerra #149
Col. Lucio Blanco,
Torreón, Coah. CP 27230
Tels: +52 (871) 793 10 89
Celular: +52 (871) 871 212 62 31

Email: lupustorreon@hotmail.com
lupustorreon@yahoo.com.mx
Reuniones: Dos talleres y una conferencia al mes, en distintas fechas.
Talleres: Auditorio Escuela Enfermería, 5:00 p.m.
Conferencias: Auditorio Sanatorio Español, 7:00 p.m.

Asociación de Pacientes Reumáticos de México A.C.

Av. Universidad 1953 Edif 17
Local 1.
Col. Copilco Universidad México, D.F.
Tel. 55 50 92 04.
Reuniones: martes y jueves de cada semana.

El Rostro de la Mariposa, A.C.
Asociación de Lupus del Distrito Federal

c/o Ma. Carmen Fernández-Ciprés, Presidenta
Victoria 98
Col. Centro de Tlalpan
México D.F. 14000
Tel: +52 (55) 55730600 ext 215 & 0445520952619
Email: MaryCarmen_FC@yahoo.com.mx
Website: www.elrostrodelamariposa.org
Reuniones: Segundo sábado de mes. Victoria 98, Tlalpan.

Asociación de apoyo a niños y adolescentes con Enfermedades Reumáticas A.C.

Dirección: Pafnuncio Padilla No. 17. 2º Piso.
Cd. Satélite. Naucalpan de Juárez.
Estado de México. C.P. 53100
Teléfonos: 53740606 / 53933908
e-mail: anaer@gmail.com
Presidente: Karen Mora Domínguez
Secretaria: Rocío Castillo
Asesor Médico: Dr. Raúl Gutiérrez-Suárez
Reuniones: Viernes de cada quince días en la explana-

da de Pediatría (U-505). Hospital General de México.

Lucha contra la esclerodermia A.C. (AMES)

Ayudar es nuestra tarea
c/o Mauricio Méndez,
Aguascalientes # 13
Col. Roma. México, D.F.
Tel: +52 (55) 55642196
Email: esclerodermiamexico@hotmail.com
website: www.ayudaesclerodermia.com
Reuniones: Primer domingo de mes.

Estado de México

Grupo Amigos con Lupus, A.C.

Asociación de Lupus de Toluca
c/o Dr. Manuel Robles-San Román & Dr. Darío García, Fundadores
Cecilia Castillo-Casales, Presidenta
Av. Benito Juárez Norte 135 B, Consultorio 308
Torre Médica 2
Barrio de San Mateo
Metepec, Edo. de México 52140
Tels: +52 (722) 219-0276; 215-7941; 211-5243; 211-4636
Email: grupo_amigos_lupus@yahoo.com.mx or manuelrsr@hotmail.com
Reuniones: Primer jueves de mes.

AR

Asociación Mexiquense de Pacientes con Artritis Reumatoide

AMPAR
Asociación Mexiquense de Pacientes con Artritis Reumatoide

c/o Dr. Manuel Robles-San Román & Dr. Darío García, Fundadores
manuelrsr@hotmail.com

Guanajuato

Asociación de pacientes con Artritis Reumatoide (APAR)
Reunión sábado segundo de cada mes
Sede: Aulas anexas en la Facultad de Medicina de León
Universidad de Guanajuato
20 de enero 919 Zona Centro CP 37000
Tel. 711-9034 Coordinador
Dr. Roberto Hernández Paz.

Asociación, Guanajuato Capital (APAR)
Sede: Auditorium Hospital ISSSTE
Guanajuato, Gto. Cerro del Hormiguero s/n
Coordinadora. T. Social Rosa Judith Guerrero
Sesiona viernes último de meses pares.
Asesor. Dr. Roberto Hernández Paz
Tel. León 711-9034.

Jalisco

Club de Lupus Centro Médico de Occidente IMSS

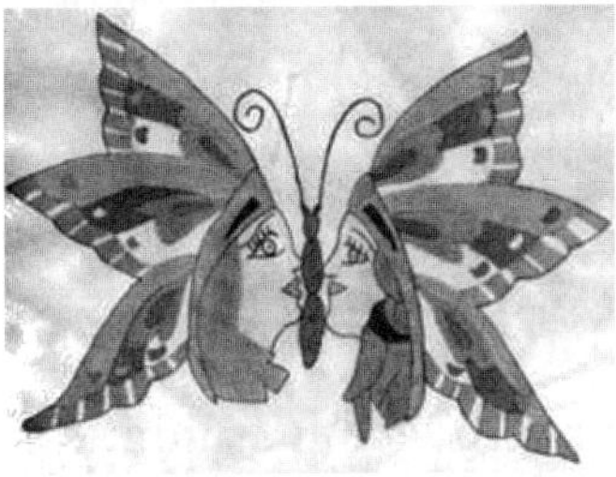

c/o Rosa Olivia Rodríguez-Ceja, Presidenta
Calle Cairo 756
Col. Libertad
Guadalajara, Jalisco 44750
Tel: +52 (33) 3655-6329
Email: rosy_per@hotmail.com
Reuniones: último miércoles de mes por la mañana en Centro Médico Nacional de Occidente.

Fundación Mexicana de Lupus, A.C.

c/o Dr. J. Humberto Orozco-Medina, Fundador
Leticia Barradas, Presidenta
Tarascos 3469 Cons. 306
Guadalajara, Jal. 44670
Tels: +52 (33) 1201-9790 & 1201-9791
Email: info@lupusmexico.org o lettybar@cybercable.net.mx
Website: www.lupusmexico.org
Reuniones: Primer jueves de mes Auditorio Hospital Del Carmen, 8:00 p.m.

Una Sonrisa al Dolor, A.C.

una sonrisa al dolor
Asociación Civil de Pacientes Reumáticos

c/o Dra. Ana Guilaisne Bernard M, Fundador
Yolanda Milanés, secretaria
Juan Alvarez 331-5
Guadalajara, Jal. 44280
Tels: +52 (33) 1201-9790 & 1201-9791
Email:
info@unasonrisaaldolor.org o bernard@cencar.udg.mx o irmamilanes@hotmail.com
Website: www.unasonrisaaldolor.org
Reuniones: último jueves de mes Auditorio Torre de Especialidades Antiguo Hospital Civil de Guadalajara, 10:00 a.m.

MEXSINDER

Por México sin Discapacidad Reumática MEXSINDER A.C.
Por México sin Discapacidad Reumática MEXSINDER A.C.®

POR MÉXICO SIN DISCAPACIDAD
MEXSINDER

Dra. Mónica Vázquez del Mercado Presidenta
Colonias 470,
Colonia Americana.
Tel 38126977 y 38115936.
Correo dravme@hotmail.com
www.mexsinderac.org.

Nuevo León

Lupus Nuevo León Mariposa Roja, A.C.

Rosa Elisa Vega-Moreno, Fundadora
c/o María Covarrubias, Presidenta
Río Suchiate 805
Col. Lomas del Valle
Garza García, NL 66256
Tels: +52 (81) 8378-1520; 8378-0651
Email: VP@lupusnuevoleon.org.mx
Website: http://www.lupusnuevoleon.org.mx
Reuniones: Tercer sábado de mes Auditorio 2, Hospital Universitario, 10:00 a.m. Monterrey, N.L.

ANER

Dra. Nadina Rubio, Fundadora , Presidenta
Hospital Universitario de Nuevo León
Email: nadinaangel@hotmail.com

Puebla

Asociación Mexicana de Reumáticos, A.C.

Dr. Jorge Rojas Rodríguez fundador
Dra. Iliana Holguín, coordinadora.
c/o, Presidenta 16 Sur # 1308 5° piso. Puebla
Tels: (222)235.04.80
Email: amracpuebla@gmail.com
Reuniones: sábados de 10:00 a 12:00.

Fundación lupus, para mejorar una vida, A.C.

coordina: Dr. Mario García Carrazco mgc30591@yahoo.com
Presidenta: Socorro Vera Ugarte sverau@hotmail.com
Cel.: 044 22 21 63 50 87 casa 012222 283156
lupus.puebla@gmail.com
Dirección: 4 Ote # 403
Centro
Reuniones:últimos sábados a las 16:00

Fundación ProPaciente Reumático, A.C. (FUPRE)

Dr. Jorge Rojas Rodríguez Fundador
Coordina: Dr. Iliana Holguín
Presidenta Psic. Salomé Herrera Preza
Tel: (222)324-45-36

San Luís Potosí

Lupus Potosino, A.C. (LUPAC)
c/o Marcela Alcaraz-Carranza, Presidenta
Av. Venustiano Carranza 2395
Col. Los Filtros
San Luis Potosí, SLP 78210
Tel/Fax: +52 (444) 817-8058
Celular: +52 (144) 4828-3274
Email: lupusac@hotmail.com

Sinaloa

Asociación Sinaloense de Pacientes con Lupus, A.C. (ASPALUPUS)
c/o Dr. Moisés Gutiérrez-Ullrich, Fundador
Rosa María García, Presidenta
Av. Álvaro Obregón 999 sur, esq. Río Mocorito

Edificio Guadalupe, 1er piso, int. 106
Col. Guadalupe
Culiacán, Sinaloa 80220
Tels: +52 (667) 712-6564 & 753-7063
Email: MG_Ullrich@hotmail.com and RositaGarcia49@hotmail.com
Reuniones: Último lunes de mes

Veracruz

Federación Mexicana de Autoayuda de Enfermos de Lupus, Orizaba, AC (FEMELO)

c/o María del Pilar Herrera-Morales, Presidenta
Calle Oriente 5 #382, entre Norte 38 y 40
Col. Agrícola Moctezuma
Orizaba, Veracruz 94345
Tel: +52 (272) 724-7249
Celular: +52 (272) 119-2019
Email: femelorizaba@yahoo.com.mx o femelo@prodigy.net.mx
Website: es.geocities.com/femelorizaba/
Reuniones: todos los viernes
Información proporcionada por la Dra. Ana Guilaisne Bernard.

¿Qué es la Reumatología?

La reumatología se puede definir como la especialidad médica que se ocupa de las alteraciones y enfermedades del sistema musculoesquelético o aparato locomotor, el cual está formado por músculos, huesos, tendones, ligamentos y cartílago. Es una especialidad que se ocupa de mas de 200 enfermedades, de diferente causa y presentación. La reumatología se relaciona con otras especialidades con las cuales comparte el estudio y manejo de algunas enfermedades pero lo hace en forma diferente, sin que ello genere contradicciones, de hecho se puede apoyar en ellas para el manejo de algunas enfermedades, tal es el caso de la rehabilitación física, la cual busca mejorar la función de las articulaciones o de la fuerza muscular a través de ejercicios y terapias de calor, entre otros. Otra especialidad afín es la traumatología y ortopedia que visualiza algunas enfermedades desde un punto de vista quirúrgico para corregir deformidades óseas, articulares, de tendones y ligamentos. La reumatología se encarga del estudio de los pacientes con afección musculoesquelética para establecer un diagnóstico, instituir un tratamiento médico oportuno y adecuado para evitar en la medida de lo posible la discapacidad. Es por ello que el reumatólogo requiere un entrenamiento especial para saber reconocer las enfermedades reumáticas, manteniéndose en una capacitación constante y debiendo ser evaluado por un Consejo que en este caso es el Consejo Mexicano de Reumatología, estableciéndose la necesidad de certificarse cada 5 años.

En forma general se pueden agrupar las enfermedades reumáticas en 5 grupos para facilitar su entendimiento.

Artritis

Significa inflamación de las articulaciones. Es diferente a artralgia, nombre que se da cuando sólo existe dolor de las articulaciones. Cuando una articulación se inflama duele, aumenta de volumen, puede ponerse roja, caliente y pierde su movilidad. Hay muchos tipos de artritis y su comportamiento es muy variable, algunas son de corta duración y se autolimitan, otras son crónicas, pueden afectar las articulaciones en forma simétrica o asimétrica, se presentan en cualquier edad, su pronóstico es variable y depende de la enfermedad. Pueden también afectarse otros sistemas del organismo, como el pulmón o el corazón. Las formas de artritis más conocidas son la artritis reumatoide, lupus eritematoso generalizado, espondilitis anquilosante, artritis psoriásica y la gota. Algunas de estas enfermedades pueden afectar órganos internos como corazón, pulmón, riñón, ojos, piel, etc.

Artrosis

Es un término que significa degeneración o desgaste del cartílago, la cual es una estructura que se encuentra dentro de la articulación y que cuando se daña genera dolor, pérdida de la alineación de las articulaciones, crepitación (truenan las articulaciones) y pérdida de la movilidad. La artrosis puede ser primaria cuando es de causa desconocida o puede ser debida a otras enfermedades (secundaria).

Dolor lumbar

Es uno de los síntomas más comunes; se considera que cerca del 90% de la población tendrá dolor lumbar alguna vez en la vida y de ellos el 60% lo presentarán en forma recurrente. Las causas más frecuentes son por hernia de disco, estrechamiento del conducto lumbar, y en ocasiones no se llega a establecer la causa.

Osteoporosis y enfermedades primarias del hueso

La osteoporosis es una enfermedad que afecta comúnmente a las mujeres por descalcificación de los huesos lo que predispone a fracturas; está relacionada con la edad y puede tener causas múltiples.

Reumatismos de partes blandas

Se refiere a la lesión de los tejidos que rodean a las articulaciones como tendones, músculos, ligamentos, bursas o bolsas que se localizan alrededor de varias articulaciones y que sólo en condiciones de enfermedad se hacen evidentes.

Las enfermedades que el reumatólogo maneja son variadas, no se centran a un solo órgano como otras especialidades.

Este libro se terminó de imprimir
el 30 de septiembre de 2009
en los talleres de
EDITORIAL PRADO S.A. de C.V.
Dr. Jiménez No. 248, Col. Doctores
Tels.: 1999-8083 y 1999-8085